刘金英
防癌抗癌饮食

Cancer

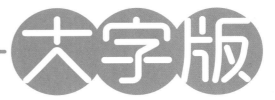

大字版

刘金英 主编　　　　**悦 然** 副主编
中国医学科学院肿瘤医院营养科副主任
中国营养学会会员

U0242222

中国轻工业出版社

图书在版编目（CIP）数据

刘金英防癌抗癌饮食：大字版 / 刘金英主编 . —
北京：中国轻工业出版社，2022.6
ISBN 978-7-5184-3920-1

Ⅰ . ①刘… Ⅱ . ①刘… Ⅲ . ①癌—食物疗法
Ⅳ.①R247.1

中国版本图书馆 CIP 数据核字（2022）第 047930 号

责任编辑：程 莹 付 佳
策划编辑：付 佳 翟 燕　　责任终审：张乃東　　封面设计：伍毓泉
版式设计：悦然生活　　　　责任校对：宋绿叶　　责任监印：张京华

出版发行：中国轻工业出版社（北京东长安街 6 号，邮编：100740）
印　　刷：北京博海升彩色印刷有限公司
经　　销：各地新华书店
版　　次：2022 年 6 月第 1 版第 1 次印刷
开　　本：710×1000　1/16　印张：15
字　　数：220 千字
书　　号：ISBN 978-7-5184-3920-1　定价：49.80 元
邮购电话：010-65241695
发行电话：010-85119835　传真：85113293
网　　址：http://www.chlip.com.cn
Email：club@chlip.com.cn
如发现图书残缺请与我社邮购联系调换
211658S2X101ZBW

　　癌症正在成为威胁人类健康的头号杀手。医学研究证明，至少有 35% 的癌症发生与饮食有密切关系，所以正确的饮食对于防癌抗癌非常重要，但是到底怎么吃才能防癌抗癌呢？

　　在本书中我们首先介绍了癌症的相关知识，让大家充分认识癌症、了解癌症，不再因为对癌症陌生而产生莫名的恐惧；接下来详细介绍了防癌抗癌的饮食习惯，42 种防癌抗癌的食材，15 种防癌抗癌的药食两用食材，5 种癌症人群的食疗方，5 种抗癌阶段的食疗方，5 种放、化疗不良反应的食疗方以及预防易高发的癌症如何吃。本书为大家通过饮食防癌抗癌提供了科学、有效、详细的指导，是一本理论和实践相结合的防癌抗癌保健书。

　　饮食是一把双刃剑，吃对了，帮助防癌抗癌，吃错了，癌症可能找上你。所以我们要坚持正确的饮食习惯，调节好自身的免疫力并拥有平和的心态，这样才能远离癌症，享受美好生活。

目录 CONTENTS

PART 1 别让正常细胞变身"暴走族"

PART 2 全食物调养秘籍，每天清除癌细胞

PART 3 吃对吃好，才能有效防癌抗癌

PART 4 小中药的抗癌大世界，别说你不懂

PART 5　不同人群的防癌食疗方

PART 6　抗癌的不同阶段，饮食也不同

PART 7 癌症患者的对症食疗方

PART 8 预防高发癌症就要这样吃

PART 1

别让正常细胞
变身"暴走族"

你的癌细胞还好吗

人体就像一个由无数细胞组成的"社区"。在这个社区里，每个细胞按照自己的轨迹做事，知道何时该生长分裂，也知道怎样和别的细胞结合，形成身体的组织和器官。

所有人身体里都有癌细胞

癌细胞和正常细胞不同之处在于：癌细胞的生长脱离周围细胞和机体的"管理"，且破坏周围的组织，甚至整个机体。

人体内存在原癌基因和抑癌基因。原癌基因主要负责细胞分裂、增殖，有利于身体健康。为了防止细胞增殖偏离正常轨道，身体里还有制衡原癌基因的抑癌基因。正常情况下，原癌基因和抑癌基因处于平衡状态，这就是为什么人人都有癌细胞，但并不一定会得癌症的原因。

癌细胞有自己的特点

癌细胞是在多种致病因子长期作用下，发生异常增生和分化的细胞，具有无限制增生、侵袭性生长、不成熟分化、转移和复发四大特点。

● 无限制增生

癌细胞具有无限制增生的特点。人体是由许许多多细胞构成的，因为细胞不断生长繁殖，所以新生的细胞会逐渐替换掉衰老的细胞。身体的各个组织不同，所以细胞的繁殖方式、速度和寿命等也有差别。但是，有些细胞会脱离自身正常的繁殖"计划"，比如一个正常的细胞存活期是 3 个月，但癌细胞挣脱了自身的枷锁，存活了 6 个月，并影响了其他器官的新陈代谢；再比如正常细胞都有一定的最高分裂次数，如人的正常细胞一生只能分裂 50～60 次，然而癌细胞在适宜的条件下，能无限增殖，成为"不死"的永生细胞。

知识链接

实际上，即使只有一个癌细胞，它也能生存。一个癌细胞会通过无限制增生大量繁殖，然后侵入和转移到其他组织中，进而扩散到全身。癌细胞比较少的时候是治疗的最佳时机，因为这样可以降低癌细胞扩散到全身的可能性。

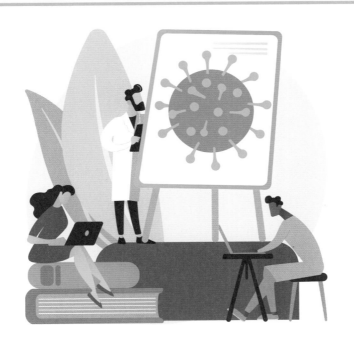

● 侵袭性生长

正常的细胞按照自身正常的"计划"进行繁殖，且不会从所属的组织中游离出来。但癌细胞会从原来的组织转移到相邻组织里，并在那里进行无限制增生，这就是癌细胞的侵袭性生长。如果我们不对侵袭性生长的癌细胞采取措施，它就会不断扩散，也会侵入血液、淋巴组织中。

● 不成熟分化

细胞在分裂后，会逐渐长大，发育成熟，且发挥着自己的特殊作用，这个过程叫作分化。如果一个正常的细胞分化出两个子细胞，其中一个细胞的大小、内部结构等都与母细胞相似，且逐渐长大并发育成熟，而另一个细胞的大小、内部结构发生了变化，且不能长大，也不成熟，那么，这个和母细胞不一样的细胞就是癌细胞。

● 转移和复发

癌细胞可进入血液和淋巴液的循环，扩散到身体的其他部位，且在那里进行繁殖，这就是癌细胞的转移。如果通过手术未能彻底切除所有的癌细胞，假以时日，残余的癌细胞又开始生长，这就是癌症的复发。

免疫是致癌因素的"克星"

免疫是身体识别抗原性异物（如病原体、毒素等），并将这些物质排出机体的能力，当机体具备了这种能力，就称为免疫力，如同驻扎在人体内的军队，时时刻刻与外界袭来的病毒、细菌作战，承担着防御重任。正常情况下，你可能感觉不到它的存在，当人体受到攻击时，它就会奋起反抗。人体内时刻都会受到致癌因素侵袭，但并非人人得癌，这就要归功于强大的免疫系统。

细胞免疫系统如何对抗癌

细胞免疫系统能觉察出癌细胞，还能够破坏癌细胞。所以患者一旦被查出患有癌症，就意味着细胞免疫系统受到了侵害。

细胞免疫系统是这样工作的。

察觉出癌细胞的存在

癌细胞会以各种比较隐蔽的形式存在于体内的各个组织中，这样免疫系统很难察觉出癌细胞。但树突细胞是一种可以辨别癌细胞的免疫防御细胞。如果树突细胞正常工作，就能辨别出癌细胞，然后发出警报，确认癌细胞的特殊身份及位置。如果树突细胞受到了损害，无法在早期辨别出癌细胞，那么癌细胞就会慢慢滋生。

将癌细胞破坏掉

癌细胞的存在对身体来说是一个巨大的威胁。一旦癌细胞被确认，身体就会调动免疫系统进行破坏。如自然杀伤细胞（NK细胞）会在癌细胞的细胞壁上戳一个洞，向癌细胞内注入某种酶，从而将癌细胞杀死。

打扫战场

免疫系统的颗粒性白细胞会通过吃掉癌细胞"尸体"的方法，完全消化掉它们。

如何增强细胞免疫系统

细胞免疫系统的首要任务是尽早发现癌细胞，并消灭它们。研究人员发现，如果患上癌症，那就是免疫反应被抑制，或过度接触致癌物质所导致的。免疫系统受损主要表现为识别或杀死癌细胞的免疫细胞数目或功能下降。可以通过下面的方法来修复、增强免疫能力，更有效地抗击癌症。

● **接种树突细胞**

树突细胞在人体组织中任意流动，搜寻异常细胞，而且还能识别那些由于慢性病毒感染可能发展成恶性肿瘤的细胞。研究人员发现鲜活的树突细胞可以通过接种导入体内，一旦发现癌细胞，就会启动相应的反应，尽快激活免疫系统识别和消灭癌症。这种治疗方法对几乎所有癌症患者和免疫缺陷患者都有效，除了在接种后 4 ~ 24 小时内会有发热症状外，没有其他不良反应，所以是一种安全的治疗方法。

大家都知道，接种疫苗可以提高身体特定的免疫功能，但免疫系统需要不断接触抗原才能获得某种免疫作用，所以树突细胞至少要接种 6 次，才能达到识别或杀死癌细胞的目的。

信心能增强癌症治疗的效果

现实生活中，很多人认为癌症是不可治愈的，一旦得了癌症，就会失去对生命的希望，甚至主动放弃治疗。这样的癌症患者思想上失去了生存的信念，常常过早地死去。也有人说："得了癌症，一是吓死的，二是愁死的，三是病急乱投医折腾死的，最后才是病死的。"从某种程度上来说，对癌症的恐惧，可能比癌症本身更可怕。在癌症治疗的过程中，癌症患者要正确认识癌症，并保持对生存的渴望，这样有利于癌症的治疗与康复。

相信医疗技术

说到底，癌症也只是一种疾病，虽然很难治疗，但随着现代医疗技术的发展，通过多学科综合疗法的治疗，约 1/3 的癌症是可以被治疗好的，如宫颈癌、鼻咽癌等。医学界普遍认为如果患者治疗后生存时间达 5~10 年，就可以被认为治愈了。所以，癌症患者要相信现代医疗技术，这样可以增强治疗效果。

积极向上的态度

一旦被确诊为癌症，患者的心情一定十分沉重。在这个残酷的现实面前，很多人都会茫然无措。这时患者应该尽快恢复镇定和自信，保持对美好生活的向往。只有在精神上不被癌症打倒，心理上保持平静，才能积极地对抗癌症。

六成癌症患者是被吓死的

据统计，我国每年新增癌症患者近 200 万人，每年因癌症死亡约 150 万人。因此，癌症已成为危害人类健康主要的疾病之一。随着医疗技术的飞速发展，对癌症的治疗在手术疗法、化学疗法、放射疗法等领域都取得了很大的进展，但癌症患者的心理健康还未引起人们的足够重视。

很多患者一旦被确诊为癌症，就会变得消极、没有生活激情等。如何帮助患者走出心理阴影，摆脱情绪困扰，勇敢地走上抗癌之路，更值得被重视。

知识链接

在治疗的过程中，癌症患者能从医生、家人、病友及相关人员的交谈中获得积极的暗示，还可以通过自己阅读一些癌症的医疗常识，获取一些积极的暗示信息，起到改善不良情绪、缓解心理压力、增强治疗信心的作用。

正确认识癌症，走出心理阴影

有些患者被确诊为癌症后，总爱说"我一生没做过坏事，怎么就得了这个病"，这是患者把疾病和道德扯到一块儿去了。

还有的患者会说"为什么我会这么倒霉，得这个病"，一味地怪自己命不好。

…………

其实，癌症是一种非常复杂的疾病。研究发现，癌症与环境污染、饮食习惯、家族情况等都有密切的关系。

癌症在发生之前一般会有一个较长的潜伏期，致癌因素作用于人体后，并非立刻就会发病，通常要经过15～30年的致癌潜伏期，这也是老年癌症患者的人数明显多于中青年人的原因。另外，随着年龄的增加，机体的免疫功能减弱，因而对病变的免疫监视作用较弱，增加了癌症的发生概率。

一旦诊断确立，患者产生焦虑、紧张不安、恐惧、愤怒、悲伤、抑郁等不良情绪都是可以理解的。但是，患者一定要对癌症有个客观的认识，需要调整心态去面对生活，这样会让患者活得更有意义。面对癌症，既不能掉以轻心，也不必谈癌色变，随着医学的发展，癌症不再是绝症。癌症中约有1/3是可以预防的，约有1/3是可以治愈的，还有约1/3可以通过治疗改善症状、延长寿命、提高生命质量。所以患了癌症，一定要调整心态，树立信心，到正规的专科医院进行积极治疗。

乐观心态有助于治疗及康复

癌症患者拥有一份好的心情对治疗有积极的辅助作用。如果医生和患者家属发现患者表现为：由于严重的恐癌心理而采取否认态度；精神上解除武装，不积极配合治疗，甚至拒绝治疗；因为心理因素造成治疗后的反应过度，而使治疗不能按期完成；因心理负担而造成饮食、睡眠不佳，而使身体状况逐日下降；因绝望而自杀等情况时，就应采取积极的措施。大量病例证明：患了癌症之后，持乐观、积极向上的态度，主动参与治疗的患者，其症状大都可以在不同程度上得到缓解，甚至可能出现奇迹。所以心理治疗在癌症患者的治疗过程中具有举足轻重的作用。

面对生活，重要的是应该认识到生命是一个过程而不是一个结果，因为生命的结果都是一样的，就看你会不会享受过程。你为自己的生命过程填写太多的痛苦，你就会包裹着痛苦离开世界；填写快乐，你就会满载快乐走完人生。

对生活持正确的态度、拥有一颗开放的心、懂得生命是一个自然的过程，所有这些应该可以换来人们阳光的心态。癌症也许会改变人们的生活，但是不能被它击倒，一定要积极面对。

家人的关爱让抗癌药效果倍增

　　癌症患者要经常服用一些抗癌药物来维持生命的延续。殊不知，家人的关爱会让抗癌药效果倍增。所以癌症患者的家属也要调整好自己的心态，及时了解癌症患者的心理变化，这样可以更有针对性地关爱患者，增加患者康复的概率。

1 情感上关心癌症患者

　　癌症患者得知病情后，心理上会出现一些变化。女性癌症患者除了丈夫外，可以找闺蜜倾诉，缓解心中的苦闷。而男性患者往往除了妻子外，不会去找知心朋友倾诉，也就是说妻子是他们唯一的情感来源。所以作为家人，不仅要关心患者的疾病，还要从感情上关心患者，给患者一个心理的寄托，获得感情支持，对抗癌有一定的好处。

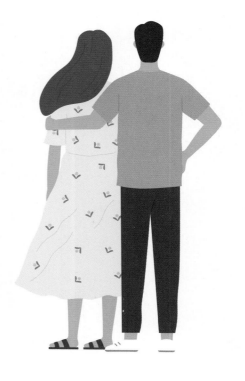

2　及时关注患者的心理变化

家人要及时关注患者的心理变化，经常与患者沟通，摸索其心理规律，尽量满足患者各种层次的需要，让其从疾病的压抑情绪中解脱出来，树立战胜疾病的自信，认识自己的价值，获得求生的欲望，有利于帮助疾病的治疗。

3　鼓励患者参加癌症康复俱乐部

如果患者身体条件允许，家人可以鼓励患者参加癌症康复俱乐部，患者间的交流可以相互鼓励、相互帮助，这样可以增强患者抗癌的信心，还可以转移患者对疾病的注意力，以更加积极的心态迎接新生活。

4　患者是否知道病情，家人应对方法有不同

如果患者知道自己的病情，家人可以通过与其聊天，多给予患者精神安慰，这样可以增强患者战胜疾病的信心。

如果患者不知道自己的病情，家人应该了解患者在日常生活中可能出现的特殊情况，并做好应对准备，为其提供救援型的家庭环境。

5 鼓励患者接受治疗

得病后，患者可能会出现恐惧、不安、焦虑等情绪，家人应该尽量减轻其心理压力，让其以积极的心态正确认识疾病，且配合医生的治疗，树立对生活的希望。

6 家庭治疗的作用不能忽视

家庭治疗就是以家庭作为一个整体进行心理治疗的方法，通过家庭成员对患者定期的接触和交流，促使家庭做出相应的变化，以减少病症的方法。

由于家庭成员关系不同，所以家庭治疗时需要注意一些原则。

1. 考虑"情"的关系。家庭治疗因为家庭成员关系特殊，如果遇到什么问题，既不能靠说理推卸责任，也不能靠处罚解决问题，最有效的方法是靠"情"来解决问题，因为家人关系密切，只要态度诚恳，家人是可以相互理解的，随之问题就可迎刃而解了。

2. 及时关注患者遇到的问题，学会帮助患者面对困难，解决问题。这样才能及时了解患者的心理变化，捕捉治疗的最佳时机。

3. 不替患者做重大决定。家庭的事情应该由家庭成员协商决定，任何人都不能代替，否则会影响治疗效果。

不彻底改变饮食结构，
癌症就是"绝症"

饮食习惯

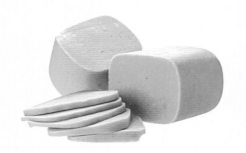

常食火腿、香肠

火腿、香肠在制作过程中产生硝酸盐和亚硝酸盐物质，亚硝酸盐本身就是一种致癌物。

常食腌菜

腌制的咸菜或酸菜中含有亚硝胺等致癌物，经常食用容易增加患胃癌和食管癌的概率。

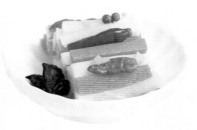

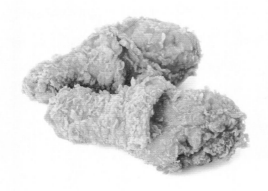

常食煎炸食物

煎炸食物时，油温一般比较高，这样会产生丙烯酰胺等致癌物质，常食很容易诱发癌症。煎炸食物尽量把油温控制在150℃以下。

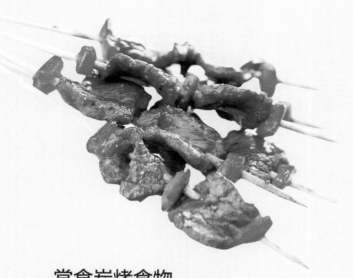

常食炭烤食物

炭火烧烤的食物中大多含有苯并芘等多种致癌物质，常食容易增加胃癌、大肠癌的患病概率。

常食猪油渣

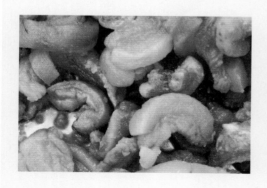

猪肉经过高温炼制，会产生猪油和猪油渣，而高温条件下，猪肉产生的多环芳烃等致癌物质会滞留在猪油渣里，常食可能会增加胃癌、食管癌等的发病率。所以，不建议多食猪油渣。

常食甜食

常食甜食可以增加罹患结肠癌、直肠癌、乳腺癌（绝经期的）等的风险。世界卫生组织建议：每天添加糖摄入量不超过 25 克，且添加糖提供的热量占总热量的比例不超过 5%。

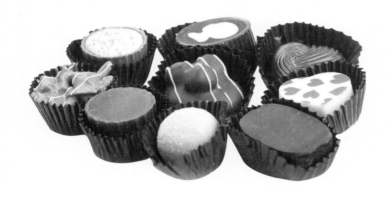

常食过烫的食物

食物太烫容易灼伤口腔黏膜、胃黏膜等，引起黏膜上皮增生甚至黏膜溃烂，长期食用很容易诱发口腔癌、胃癌、食管癌等。

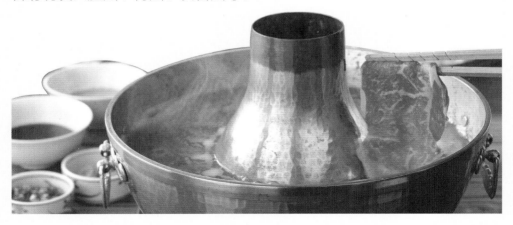

10 大健康生活方式，抗癌不用愁

健康的生活方式可以预防约 1/3 的癌症；如果能及时发现癌症，约 1/3 的癌症可以治愈；如果治疗及时，约 1/3 的癌症患者经过积极治疗，可以延长生命。

癌症患者承受着身体、心理的双重折磨，但是如果建立健康的生活方式、良好的饮食习惯，有利于帮助患者战胜癌症。

为此应当充分重视以下十大方面。

1 有规律地生活

患者应该根据自身的条件制订科学的生活时间表，养成规律的生活习惯。

2 每天做到"5 个按时"

按时起床，按时睡觉，按时进餐，按时活动，遵医嘱按时吃药。这样可以更好地调节身体功能，有利于抗癌。

3　坚持适度的体育锻炼

患者可以根据自己的身体情况，选择一两种自己喜欢的运动长期坚持，有助于增强体质。但运动强度要适度，避免过度劳累。

4　远离人群密集的地方

患者身体抵抗力弱，尽量避免去人群密集的地方，如商场、公交车上等，因为这些地方空气污染严重，容易侵害患者身体，加重病情。

5　看电视要适度

很多人都喜欢看电视，但看电视时间长了，很容易出现视觉疲劳，加上得病后身体的免疫力低下，长时间看电视不利于病情的控制。

6　适量做些家务

患者可以做些简单的家务，如做饭、打扫卫生等，既可以转移自己对疾病的注意力，还能帮助家人分担些家务，但不宜过度劳累。

7 换季注意保暖

癌症患者手术后或者化疗、放疗后，身体素质会下降，在换季时要及时增添衣物，注意保暖。

8 保持室内正常温度，定期开窗通风

保持室内正常温度。夏天时，患者不要被空调直吹，且保持室内外的合适温差，即使吹电风扇也不能风力过大。定期开窗通风，保持室内空气清新，有利于患者病情的康复。

9 养成按时排便的习惯

患者要养成每天排便的习惯，最好选用坐便，且排便时不要过度用力，这样可以保证肠胃通畅，还能促进毒素的排出，有利于身体的恢复。

10 出行注意安全

人得了癌症后，本身就比较脆弱，外出时要做好防护措施，最好有家人陪同。如果没有家人陪同，随身要带着通信工具，方便与家人联系。

PART 2

全食物调养秘籍，
每天清除癌细胞

食物分为五色，五色均可抗癌

什么是五色食物

"让食物成为你的药物，而不是让药物成为你的食物"，这是西方医学之父希波克拉底曾经说过的话。有研究显示，对抗癌症最有效的方法是建立正确的饮食观念和习惯，而不是单纯地接受各种治疗或服用各种药物，所以对于癌症患者来说，选对食物有助于抗癌。

食物分为绿、红、黄、白、黑五色，不同颜色的食物能滋养不同的脏器，对于癌症患者而言，五色食物合理搭配能起到抗癌的作用。

五色食物的具体功效有哪些

绿色食物

绿色食物指绿色蔬果等。其中，深绿色蔬菜的营养价值最高。

功效： 富含丰富的膳食纤维，能加速肠胃蠕动，可辅助治疗大肠癌。

代表食物： 空心菜、芹菜、西蓝花、黄瓜、菠菜、油菜、韭菜、芦笋、豌豆、绿豆、猕猴桃等。

红色食物

红色食物指红肉以及红色蔬果等。

功效： 含有番茄红素、胡萝卜素、铁等，具有抗氧化、调节免疫力的作用。

代表食物： 胡萝卜、番茄、红枣、红薯、红豆、樱桃、草莓、西瓜、枸杞子、猪肝等。

黄色食物

黄色食物指五谷、豆类及其制品、蛋类和黄色的蔬果等。

功效： 富含碳水化合物、B族维生素、膳食纤维等，能消除体内毒素和垃圾，保护胃肠黏膜，对食管癌、胃癌、大肠癌等有辅助治疗作用。

代表食物： 玉米、小米、南瓜、黄豆、柠檬、橙子、橘子、柚子、菠萝、木瓜、枇杷等。

白色食物

白色食物指主食、杂粮，以及白色的蔬果等。

功效： 不仅能补肺益气、安神养心，还能促进血液循环和新陈代谢，能够为身体提供必要的营养物质，平衡机体免疫力，帮助抗击癌症。

代表食物： 白萝卜、冬瓜、竹笋、茭白、菜花、山药、银耳、豆腐、大米、糯米、莲子、梨、鸡肉、鱼肉、牛奶等。

黑色食物

黑色食物指黑色、紫色或深褐色的谷类、菌藻类等。

功效： 营养丰富，有补肾、防衰老、调节机体免疫功能的作用，适用于术后经历放、化疗，身体虚弱的癌症患者。

代表食物： 黑米、乌鸡、木耳、黑芝麻、黑豆、海带、紫菜等。

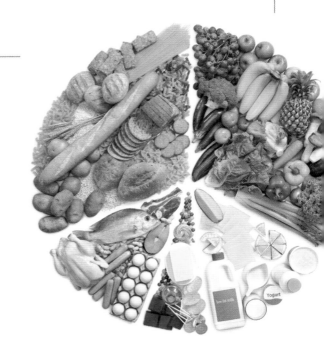

要想不得癌，
就要调节免疫力

免疫指机体免疫系统能识别自身和异己的物质，并通过免疫应答排除抗原性异物，达到机体生理平衡的功能。对于预防癌症的人来说，免疫系统能破坏和排斥进入人体的致癌物质，维持身体健康，远离癌症。

癌症是免疫失调惹的祸

有些人经常会感冒不断、觉得精神疲劳、体力变差等，这些可能是免疫力低下的表现；而有些人会经常出现过敏等症状，这些可能是免疫力过高的表现。总之，这些都是免疫失调的表现。

一旦我们身体的免疫失调了，那么身体防御和抑制癌细胞的能力就会下降，致癌因素就能轻易侵袭身体，导致癌症的出现。由此可知，防癌最重要的方法就是调节免疫力。

调节免疫力的方法

- ● **多食用调节免疫力的明星食材**

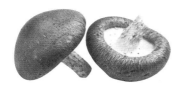

香菇

含有抗病毒物质香菇多糖，有助于抵抗感冒病毒和其他病毒的生长繁殖。

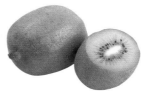

猕猴桃

富含维生素 C，能增强抵抗力。

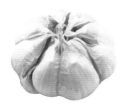

大蒜

含有大蒜素，具有杀菌杀毒功效，能提高机体免疫力。

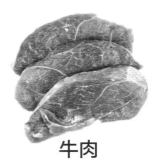

牛肉

富含蛋白质、铁等，脂肪含量低，能增强人体抵抗力。

- ● **良好的生活方式调节免疫力**

1 减轻压力

压力会刺激交感神经，导致身体分泌肾上腺皮质激素，引起体内炎性物质浓度上升，导致痉挛性疼痛、红肿等自身免疫症状。此外，压力还来源于悲伤、愤怒、烦恼等负面情绪，保持乐观心态的人免疫力比较好。

2 提高睡眠质量

高品质的睡眠可以促进血液中的淋巴细胞提升，诱导特殊免疫蛋白，增强抵抗力。此外，睡眠中分泌的生长激素，能提高身体的代谢率。睡眠最佳时间是 22:00～06:00，所以晚上最好在 23:00 之前上床睡觉。

3 适当运动

运动可以促进身体新陈代谢，调节免疫力。较好的运动有广播体操、游泳、爬山、慢跑、快走等，既能锻炼肌肉，又能增加耐力。建议每周运动 3 次以上，时间以 30 分钟左右身体微微出汗为宜。

4 多做呼吸运动

呼吸运动是指机体与外界环境进行气体交换的整个过程，可以改善呼吸功能，促进血液循环，增强机体免疫功能。

5 戒烟、酒

烟、酒等会让人上瘾，可产生大量的自由基，导致身体免疫失衡。两种嗜好都有的人，更易免疫失衡，从而诱发癌症。

减糖饮食帮抗癌

　　糖是日常饮食的必需品，不可不用，但也不能滥用，尤其不能过量，因为癌细胞对糖非常偏爱。

吃糖助长癌症的原因

糖为癌细胞提供养料

因为癌细胞是依靠糖发酵来产生热量，所以吃糖或能迅速分解为糖的食物，如土豆等，会为癌细胞提供养分，促进癌细胞的发展，加重病情。

糖能增加胰岛素

糖容易被身体吸收，导致血糖升高，这时胰腺会分泌胰岛素来平稳血糖，就会产生过量的胰岛素，进而刺激癌细胞的生长和转移，不利于病情的稳定。

糖能抑制免疫系统

糖和维生素 C 为了进入细胞会相互竞争。当吃糖较多时，就会导致细胞内维生素 C 缺乏，而免疫细胞在正常工作时需要大量的维生素 C，所以即使是吃少量的糖也能抑制免疫系统，降低抗击癌症的能力。

怎样减少糖的摄入

1 在日常生活中，要少吃甜食，如果酱、巧克力、冰激凌、饼干等，这些都属于高糖食物。另外，含糖饮料也要尽量避免。

2 小心加工食品中的"隐形糖"。要学会看懂食品标签，除了"糖"这个字眼外，还要看成分表中其他表示糖的成分，如果糖、淀粉糖浆、果葡糖浆、玉米糖浆、甜蜜素等，都要少选择。

3 调味不用糖，选用甜味剂。如果很想吃甜的食物，可以用甜味剂代替糖。常用的甜味剂有甜菊糖、阿斯巴甜、木糖醇等，它们的甜度远高于糖，热量极低，癌症患者可将其作为作料用于烹调。

少肉多素，
减少罹患癌症的风险

癌症是当今社会威胁人类健康的"头号"杀手。世界卫生组织也预测，不论发达国家还是发展中国家，癌症的病例都将会显著增加，一个重要原因就是饮食不当，尤其是常吃油炸、熏烤、腌渍等肉类食品。

不当食肉导致三种癌症

● 大肠癌

经常吃肉食，尤其是油脂含量多的肉类，又使用熏烤、油炸等方式，同时还很少吃蔬果，会让肠道内的厌氧菌增多，加上摄入较多的脂肪，胆汁的分泌量也随之增多，这给致癌物提供了机会。如果不调整自己的饮食，时间一长，大肠癌的发生率会大大增加。

● 胃癌

经常吃烟熏的肉类食品，患喉癌和胃癌的风险会增加——尤其是沿海地区的居民，吃烟熏鱼类较多，这类食物中含有较多的苯并芘、多环芳烃等致癌物质，因此，胃癌的发病率比其他癌症高。

● 乳腺癌

摄入高脂肪的食物会增加患乳腺癌的风险，尤其是患绝经后乳腺癌的危险性；另外，高脂肪饮食也可增加内源性雌激素的产生。而对于肥胖女性而言，也会影响激素分泌，形成促进致癌作用的微环境，增加患乳腺癌的风险。

科学吃肉，营养更完整

肉类往往含有较高脂肪以及饱和脂肪酸，但为了摄取充足的营养，预防癌症也应该适量吃肉，关键在于食用方法、食用量。

● 每日进食肉类40～75克为宜

适量摄取肉类才能让营养更均衡，帮助调节免疫力。建议每日进食肉类 40～75 克为宜，少吃动物内脏。

● 选择脂肪含量少的肉类

在选择肉类时，尽量选择禽类及水产品，其脂肪含量比畜肉少，有利于预防癌症的发生。

● 使用减少肉类脂肪的烹调方法

在烹调肉类食物时，可以先去掉明显的油脂部分或者先焯水再进一步加工；使用合适的烹调用具，如微波炉、不粘锅、烤箱等；烹调方法可选择蒸、煮、清炒、炖等，这些方法都能减少脂肪的摄入量，有助于预防癌症。

科学素食的法则：４３２１法则

40% 水果和蔬菜

以水果和蔬菜为基础的食物占饮食的 40%。水果每天摄入 200～350 克，蔬菜每天摄入 300～500 克。尽量选择新鲜蔬果，能生食的蔬菜尽可能生食。同时饮食宜清淡，避免重油、重盐。

30% 米面等

米面等富含淀粉的食物占饮食的 30%。注意减少精白米面的比例，增加糙米、全麦粉等粗粮的比例，这样能够防止营养素的缺乏。另外，注意少用油炸的烹饪方法。

４３２１ 法则

20% 蛋白质

富含蛋白质的食物不要超过饮食量的 20%。虽然大豆及其制品是素食人群补充蛋白质的主力大军，但是也不意味着可过多摄入。

10% 脂肪

富含脂肪的食物最多占饮食的 10%。植物油、坚果、肉制品含有较多脂肪，均需要严格控制摄入量，避免过量摄入。另外，少吃或不吃垃圾食品，特别是加工食品。

植物蛋白补充得当
也能预防癌症

植物蛋白是蛋白质的一种。即便你并不是素食主义者，也能通过合理地调整饮食结构，摄入更多的优质植物蛋白，进而降低罹患多种慢性病的风险，包括癌症。

但植物蛋白毕竟是植物中的蛋白质，其种类和结构与人体的需求还是有一定差距的。如谷类中缺乏赖氨酸，相较动物蛋白，吸收率不高。

植物蛋白互补，防癌效果更好

植物蛋白除来自大豆及其制品的大豆蛋白外，其他植物蛋白缺乏某些必需氨基酸，这些含量较低的氨基酸就是限制氨基酸。限制氨基酸导致植物蛋白的整体营养价值降低，吸收利用不充分。所以，在日常的膳食中提倡将多种食物混合食用，从而提高植物蛋白的吸收。

豆类中富含的赖氨酸和色氨酸可以弥补谷类中赖氨酸的不足，而谷类中的蛋氨酸则可以帮助豆类补充缺憾，简单地说就是"豆赖谷蛋"的互补。谷类、豆类混合食用所提供的蛋白质的质量和消化吸收率远高于单独食用谷类或豆类。甚至有研究指出，用豆类蛋白质与谷类蛋白质按照 1：1 进行混合，所得蛋白质的品质可与肉、奶和其他动物蛋白相媲美，能更好地增强抵抗力，预防癌症。

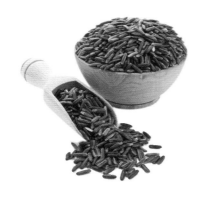 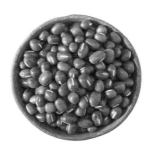

谷类 + 豆类

大米、面粉蛋白质中的赖氨酸含量少，搭配豆类、肉类可以弥补赖氨酸的不足，大大提高了膳食中蛋白质的营养价值，有利于提高身体素质。

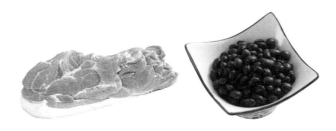 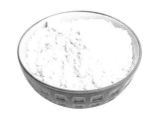

肉类 + 豆类 + 米、面

五谷杂粮是抗癌的基础

现在很多疾病与饮食过于精细有很大的关系。因为食物在加工过程中，流失了大量的营养素，尤其是膳食纤维。而膳食纤维具有"清洗肠道"的作用，可以促进肠道蠕动，缩短有害物质在肠道内的停留时间，减少致癌因子被人体吸收的可能，尤其能预防大肠癌的发生。

粗粮中含有丰富的钾、硒等矿物质和多种维生素，其中硒能结合体内多种致癌物，并通过肠道排出体外。所以多食五谷杂粮能起到防癌抗癌的作用，进而维持身体健康。

● 粗粮每天占主食1/3～1/2

研究发现，在日常饮食中适量加入粗粮，营养互补又美味。如小米富含色氨酸、缺少赖氨酸，与富含赖氨酸、缺少色氨酸的豆类（如黄豆、绿豆等）搭配食用，可通过氨基酸互补作用提高整体的营养价值。所以，与其单独吃小米、玉米、黄豆，不如将它们按1：1：2的比例混合食用更营养，还能调节机体免疫力。日常生活中腊八粥、八宝饭、五谷饭等都是不错的选择。

● 杂粮先泡后煮

在做杂粮粥时，对于杂粮可以采取"先泡后煮"的烹调方法。根据杂粮种类的不同，可先用水浸泡2～5小时，煮粥时再和大米等一同下锅，先用大火煮开，再转小火煮1小时，等杂粮煮烂后，黏稠醇香的杂粮粥就出锅了。

彩虹食物是抗癌尖兵，可降低癌症的发生率

天然的蔬果具有多种植物化学物，可以阻止细胞癌变，减少得癌症的概率。

彩虹食物能有效降低癌症的发生率

日常生活中食物从色彩的角度看，不外乎红、黄、绿、白、黑这五种颜色，所以俗称为"彩虹食物"。食物的每一种颜色代表不同的营养素，故每种颜色的食物保健作用也不尽相同。彩虹饮食原则所倡导的就是在摄取适量食物的同时，还需尽量搭配5种颜色，确保一日当中每一种颜色的食物都能摄取到。

彩虹食物中的植物化学物能抑制癌细胞的增生、加速癌细胞的凋亡，进而减少癌症的发生率。

《中国居民平衡膳食宝塔（2022）》建议，成人每天摄入蔬菜300～500克、水果200～350克，能满足身体所需的营养。

蔬果协同作用，抗癌效果佳

世界癌症研究基金会提出：预防癌症不能依靠营养保健品，没有证据显示保健品中的植物营养素比含有天然植物营养素的食物更好，只有天然的蔬果才能真正发挥"协同作用"，让身体完全吸收天然蔬果中抗癌的有效成分。

皮、子、胚芽，
大自然赐予的抗癌圣品

蔬果和五谷的皮、子和胚芽富含膳食纤维、维生素、植物化学物、矿物质等，所以连皮、子和胚芽一起吃，可以为身体提供充足的营养，为抵抗癌细胞提供物质基础。

皮是大自然赐予的抗癌圣品

天然蔬果和五谷中的皮是大自然赐予的抗癌圣品。尤其是植物化学物具有抗氧化作用，可以清除体内有害的自由基，对预防癌症有一定作用。

如葡萄皮中的白藜芦醇就是一种抗癌物质，能抑制组织细胞内癌基因的作用；葡萄子中的花青素具有抗氧化的作用。所以建议大家将整粒葡萄用榨汁机搅打，这样皮和子的营养就全摄入了，口感也不错。

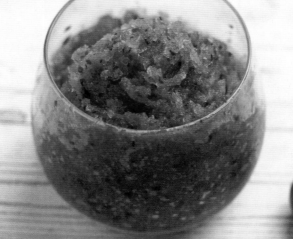

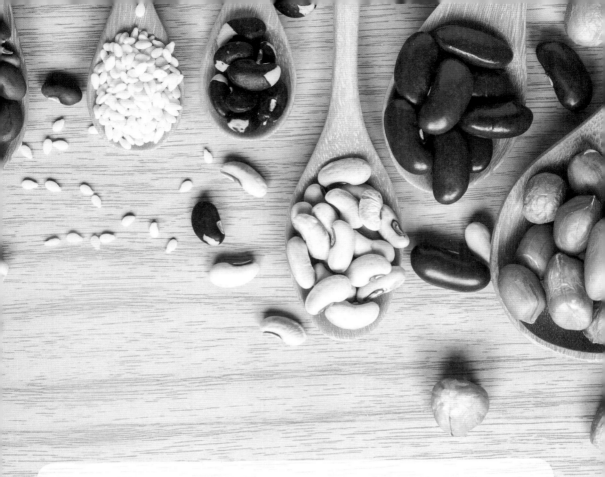

粗粮胚芽抗癌效果佳

　　胚芽是粗粮中营养价值最高的部分，含有铁、钾、锌、硒等多种矿物质以及膳食纤维、B 族维生素等物质。其中的谷胱甘肽能在硒的作用下生成氧化酶，降低体内化学致癌物的毒性，达到抗癌的效果。粗粮可以用豆浆机做成米糊，既能更好地保留胚芽营养，又容易被身体消化吸收，有利于更好地对抗癌症。

食物多样化，抗癌效果佳

　　许多癌症专家都发现，单一植物性食物的抗氧化作用无法达到理想的防癌抗癌效果，所以建议癌症患者要保证饮食多元化，这样才能发挥各种食物的营养价值，更好地对抗癌症。

膳食纤维帮助清除体内毒素

天然的五谷、蔬果、坚果等食物中富含膳食纤维，适量食用可以帮助体内的废物、毒素等排出体外，是人体内大扫除的重要工具。

膳食纤维是肠道的清洁夫

膳食纤维主要存在于植物性食物中。医学研究表明，膳食纤维已经成为预防癌症的有力武器。膳食纤维可分为可溶性膳食纤维和不可溶性膳食纤维。可溶性膳食纤维可溶于水，又可吸水膨胀，并能被大肠中微生物酵解，通常存在于水果、蔬菜中。不可溶性膳食纤维不溶于水，无法被身体吸收、酵解，多存在于麦麸等中。二者都对预防癌症有一定效果。

可溶性膳食纤维是肠道益生菌的养料，这些益生菌能帮助人体抵御病毒侵扰，调整肠道微生态平衡，预防癌症的发生；而不可溶性膳食纤维可以将吸附在大肠中的致癌物质快速排出体外，所以对大肠癌有很好的预防作用。

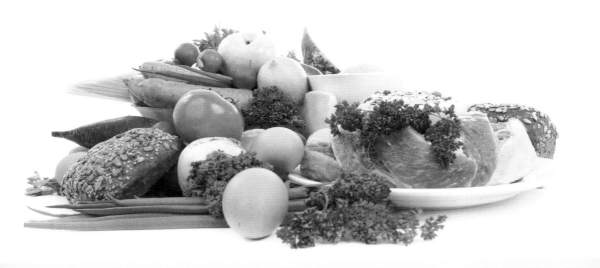

预防肥胖和便秘，远离癌症的侵扰

　　膳食纤维能延缓胃排空的速度，让食物在胃内停留更长时间，产生饱腹感，也能减少油脂在小肠中的吸收，减少热量摄入，有利于控制体重，远离肥胖。有研究显示，体态正常的人和过胖的人比较，饮食中膳食纤维的量明显不同。这就是喜欢吃富含膳食纤维食物的人身材苗条的原因。

　　肥胖和便秘会让人百病丛生，这绝不是危言耸听。人吃了太多的东西却排不出去，在体内转化为毒素，就会产生代谢问题，一些病症也会随之而来，如肥胖、癌症、"三高"等，而适量食用富含膳食纤维的食物则能有效预防这些疾病。成人每日膳食纤维的适宜摄入量是 25～35 克。

营养素是防癌抗癌的"英雄"

我们都知道人体需要水、蛋白质、脂类、碳水化合物、膳食纤维、维生素和矿物质七大营养素来维持生命活动。虽然一些维生素、矿物质需要量较少，但研究发现，缺乏这些营养素会导致癌症的发生。

维生素A

维生素A可以促进癌细胞的老化，加速正常细胞组织的恢复。有研究发现，缺乏维生素A可能诱发上皮细胞癌变，增加胃肠癌、前列腺癌等的发生概率。

富含维生素A的食物： 动物肝脏、鸡肉、羊肉、牛肉、蛋黄等。

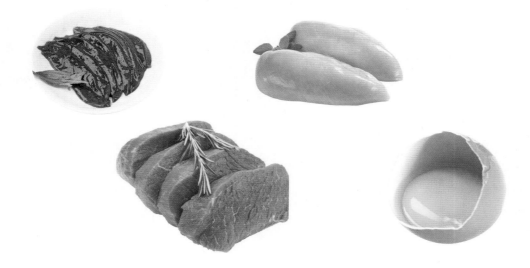

维生素 D

有研究发现，维生素 D 缺乏能提高乳腺癌的患病率和死亡率。

富含维生素 D 的食物： 鱼肉、香菇、蛋黄等。

此外，经常晒太阳也能促使维生素 D 的合成。

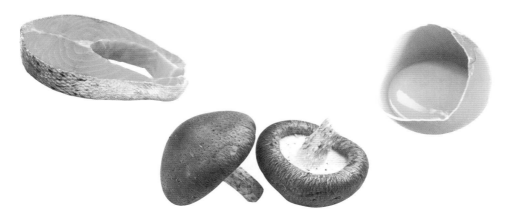

维生素 B₂

缺乏维生素 B_2 会引起代谢异常，导致食管上皮增生，增加食管癌发生的概率。

富含维生素B_2的食物： 动物肝脏、鸡肉、鸡蛋、牛奶等。

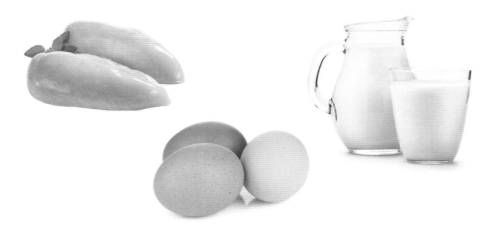

| 硒 | 具有保护细胞免遭氧化损伤的作用。研究显示，硒对多种致癌途径均有不同程度的抑制作用，有助于降低肺癌、前列腺癌、结肠癌、直肠癌的发生率。 |

富含硒的食物： 海产品、坚果、全谷物、小麦胚芽、蛋黄等。

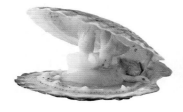 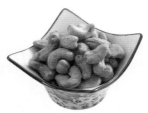 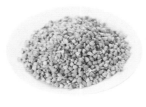

| 钙 | 有研究发现，摄入足够钙的人得大肠癌的概率低一些，因为钙对癌细胞有一定的抑制作用。 |

富含钙的食物： 奶及奶制品、大豆及其制品、鱼、虾皮等。

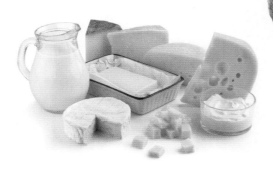 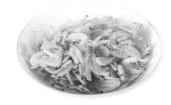

| 锌 | 调查发现，食管癌患者血中锌的含量普遍偏低，且患者头发中锌含量也比正常人偏低。 |

富含锌的食物：海产品、牛肉、羊肉、坚果、燕麦、玉米等。

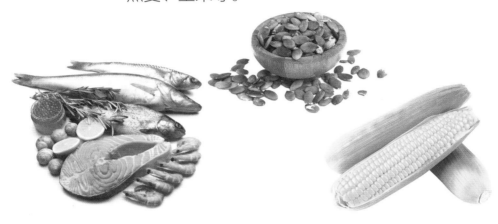

| 镁 | 研究证实，富含镁的食物能减少女性得结肠癌的概率。 |

富含镁的食物：燕麦、糙米、菠菜、肉类、蛋类、乳类、花生等。

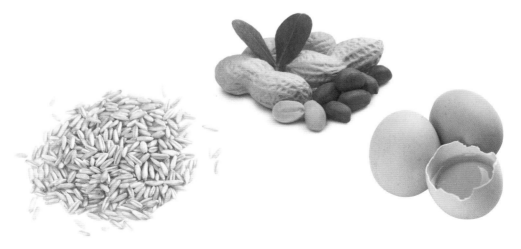

植物化学物有多重防癌抗癌作用

饮食防癌抗癌的原则如下：均衡饮食，少吃或不吃可能增加癌症风险的食物。

天然的植物化学物能调理体质，提升机体免疫力，起到防癌抗癌的作用。植物化学物存在于五谷、蔬果、坚果等中，尤其是种子和皮中居多。研究证实，植物化学物具有多重防癌抗癌作用。

活化免疫细胞

植物多糖能增加自然杀伤细胞的能力，防止外来异物的攻击。植物多糖主要来源于香菇、金针菇、木耳、银耳、山药、薏米、南瓜等。

引导癌细胞良性分化，抑制癌细胞生长

多食富含番茄红素的食物，如胡萝卜、红薯、番茄、木瓜、西瓜等，尤其以深绿色、橘色食物为主。

加速癌细胞凋亡

多食富含植物化学物成分的食物，如大蒜、黄豆、芦笋等。

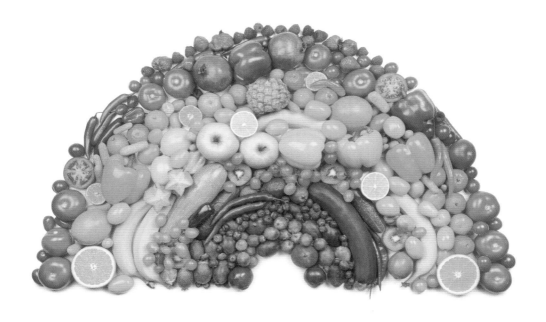

大豆异黄酮可以帮助防癌抗癌

大豆异黄酮是黄酮类化合物，它是一种生物活性物质，能抑制癌细胞的增殖，诱导其凋亡，可防治前列腺癌、结肠癌、胃癌等，是天然的癌症化学预防剂。它主要存在于大豆及其制品中。

硫化物能排出食物中的致癌物

大蒜、洋葱、圆白菜等蔬菜中含有硫化物，特别是葱和蒜具有一种独特的气味，这种气味产生于硫化丙烯，这类物质能增强肝脏的解毒作用，把食物中的致癌物排出体外，帮助人体抗癌。

一目了然，防癌抗癌食物的食用方法

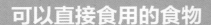

可以直接食用的食物

苹果、香蕉、柑橘、木瓜、浆果类、酸奶等。

适合烹饪后食用的食物

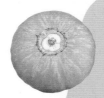

南瓜、茼蒿、红薯、土豆、茄子、山药、菌类、藻类、大豆、糙米、荞麦、鸡肉、鸡蛋、鱼类等。

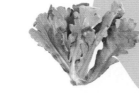

适合饮用的食物

蜂蜜、红茶、绿茶等。

PART 3

吃对吃好，
才能有效防癌抗癌

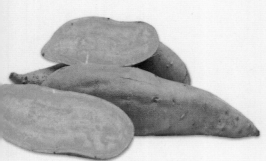

玉米
镁促进致癌
因子排出体外

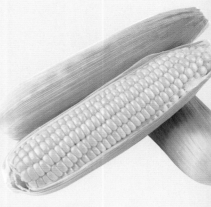

红薯
膳食纤维减少致癌
物质的堆积

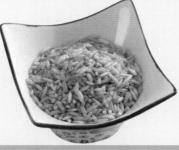

糙米
谷固醇阻止细胞癌变

选对食材，
吃出最佳抗癌力

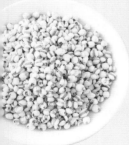

薏米
多糖调节人体免疫力

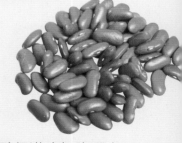

刀豆
刀豆氨酸促进癌细胞凋亡

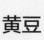

黄豆
大豆异黄酮抑制癌细
胞增殖

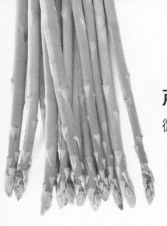

芦笋
微量元素硒有防癌作用

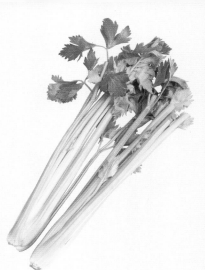

芹菜
木质素减少致癌物生成

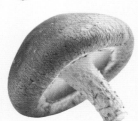

牛蒡
多酚有抗癌作用

香菇
香菇多糖能抗癌

猴头菇
多糖调节机体
免疫力

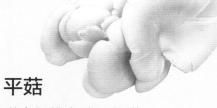

平菇
膳食纤维有助于促进
代谢、防癌抗癌

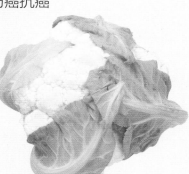

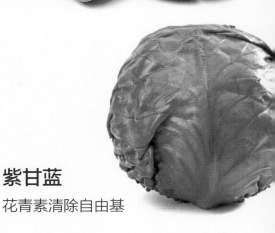

菜花
膳食纤维和维生素C保护
细胞、促代谢

紫甘蓝
花青素清除自由基

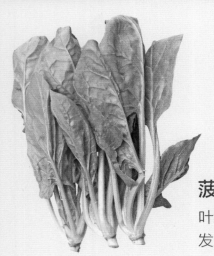

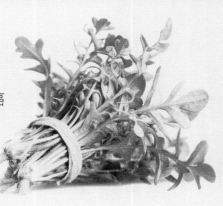

荠菜
硫化物能抑制癌
细胞增殖

菠菜
叶绿素降低大肠癌
发生率

大白菜
维生素C抗氧化、
护细胞

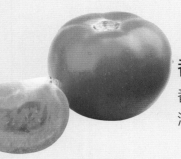

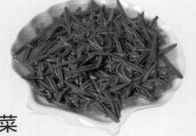

莼菜
黏多糖调节机体免疫力

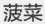

番茄
番茄红素抗氧化，
清除自由基

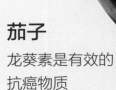

茄子
龙葵素是有效的
抗癌物质

胡萝卜
胡萝卜素抑制
癌细胞增殖

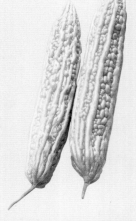

苦瓜
苦味素防止
癌细胞生长

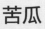

白萝卜
硫代葡萄糖苷降解
致癌物

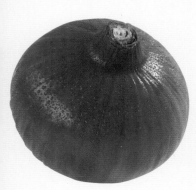

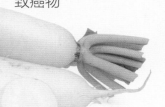

南瓜
胡萝卜素、维生素C
具有抗氧化作用

洋葱
硫化物有助于抑制
癌细胞增殖

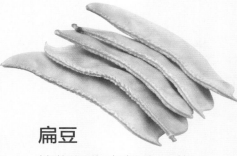

扁豆
植物凝集素帮助调节
免疫力

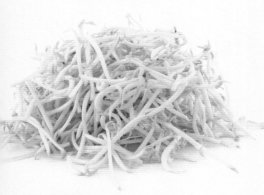

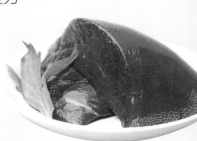

猪肝
维生素A帮助阻止癌细胞
形成

豆芽
硒、叶绿素等抗癌成分丰富

牡蛎
硒、多糖有助于抑制癌
细胞扩散

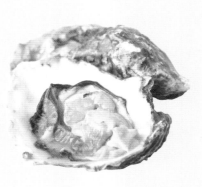

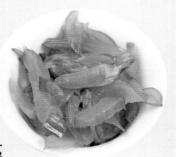

海藻

海藻多糖有助于预防大肠癌

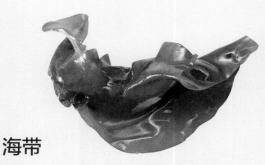

海带

昆布多糖有助于抑制癌细胞生长

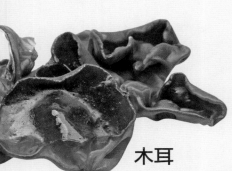

木耳

木耳多糖能抑制癌细胞增殖

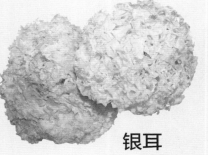

银耳

银耳多糖能调节机体免疫力

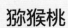

姜

姜辣素有助于抑制癌细胞生长

大蒜

大蒜素能激活体内免疫物质活性

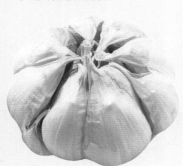

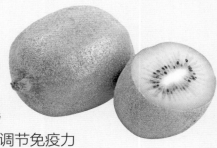

猕猴桃

维生素C调节免疫力

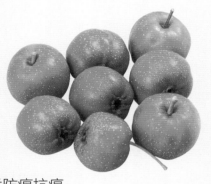

山楂

黄酮类防癌抗癌
效果好

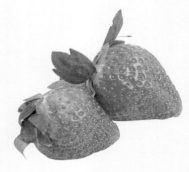

草莓

鞣酸可抑制癌细胞分化

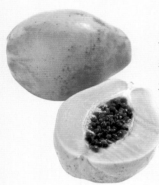

木瓜

番木瓜碱对癌细胞
有抑制作用

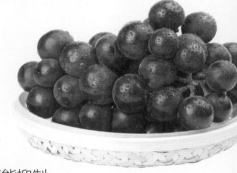

葡萄

白藜芦醇能抑制
癌细胞增殖

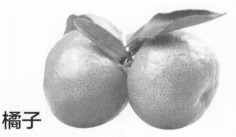

橘子

柠檬苦素能抑制和
阻断癌细胞的生长

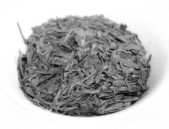

绿茶

茶多酚诱导癌
细胞凋亡

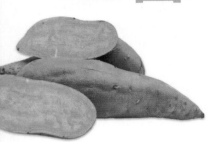

红薯

膳食纤维减少致癌物质的堆积

适宜人群	抗癌有效成分
大肠癌、皮肤癌、肺癌等患者	维生素C、胡萝卜素、膳食纤维
性味	
性平，味甘	

抗癌功效全知道

维生素C： 有抗氧化作用，辅助调节免疫功能。

胡萝卜素： 是一种重要的抗氧化剂，在体内转化成维生素A，有助于阻止癌细胞增殖，起到抗击癌症的作用。

膳食纤维： 刺激肠胃蠕动，缩短粪便在肠道中的停留时间，减少致癌物质与肠黏膜的接触，有助于肠道毒素排出，减少致癌物堆积，有助于预防结肠癌和直肠癌。

营养师支招

• 在烹饪完整红薯的时候，最好用蒸或烤的方法烹调，避免水煮，因为许多营养素会流失在水中不利于抗癌。

食用红绿灯

☺ 红薯富含淀粉，食用后能增强饱腹感，为了减少热量的吸收，可以适当用红薯来替代米、面等主食。

☹ 红薯里含有气化酶，生吃或一次食入较多，会产生胀气、泛酸等症状。

红薯菜花粥

材料 大米 100 克，红薯 50 克，菜花 25 克，葡萄干 10 克。

做法

1 大米淘洗干净，浸泡 30 分钟。

2 红薯洗净，蒸熟后去皮，捣碎；菜花用沸水烫一下，去柄，捣碎。

3 葡萄干浸泡 10 分钟，切碎。

4 将大米和适量清水放入锅中，大火煮开 10 分钟，放入红薯碎、菜花碎和葡萄干碎，转小火煮软烂即可。

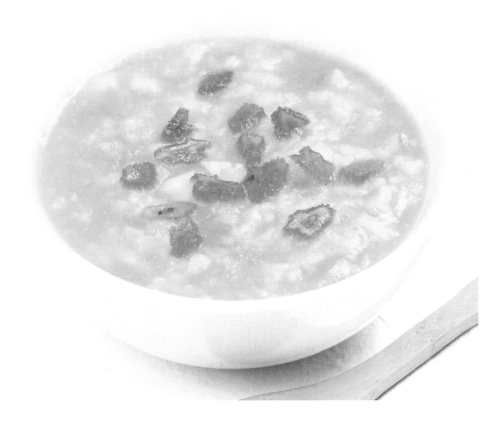

玉米

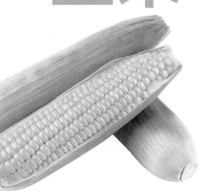

镁促进致癌因子排出体外

适宜人群	抗癌有效成分
大肠癌、皮肤癌等患者	镁、谷胱甘肽、膳食纤维
性味	
性平，味甘	

抗癌功效全知道

镁：有助于促进体内致癌因子排出体外。

谷胱甘肽：有助于抑制癌细胞的生长。

膳食纤维：能刺激肠胃蠕动，加速粪便的排泄，使体内的致癌物及时排出体外，从而预防大肠癌。

营养师支招

• 玉米和其他谷豆类食物混合食用，可以发挥蛋白质互补作用，营养更丰富，抗癌效果更佳。

食用红绿灯

☺ 玉米不宜长期单独食用，最好与其他谷物、豆类混合食用，可更好地发挥食物的营养互补作用。

☹ 勿食霉变的玉米或玉米粉。霉变的玉米中含有黄曲霉菌，它能产生黄曲霉毒素，具有很强的致癌作用。

玉米面发糕

材料　面粉 500 克，玉米面 200 克，无核枣片 60 克，葡萄干 30 克，干酵母粉 5 克。

做法

1 干酵母粉加水化开，加面粉和玉米面揉成团，醒发，揉条，分割成剂子，分别搓圆揉扁，擀成圆饼。

2 面饼放蒸屉上，撒红枣片，将第二张擀好的面饼覆盖在第一层上，再撒一层红枣片，将最后一张面饼放在最上层，分别摆红枣片和葡萄干。

3 生坯放蒸锅中，醒发 1 小时，再开大火烧开，转中火蒸 25 分钟，切块即可。

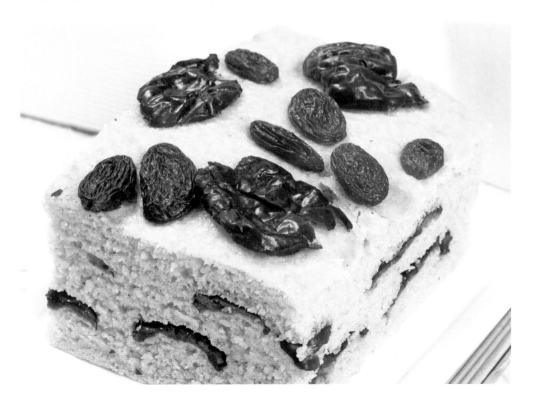

薏米

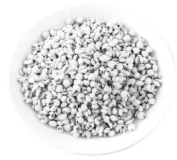

多糖调节人体免疫力

适宜人群	抗癌有效成分
胃癌、宫颈癌等患者	薏苡仁酯、多糖
性味	
微寒，味甘、淡	

抗癌功效全知道

薏苡仁酯： 可调节人体免疫力，能延长带瘤生存时间，有效抑制癌细胞的增殖，对胃癌、宫颈癌等有辅助治疗作用。

多糖： 可调节人体免疫功能，能明显延长机体带癌生存时间，有效抑制癌细胞的增殖，对胃癌、宫颈癌等有辅助治疗的作用。

营养师支招

• 薏米去杂质，洗净，用水浸泡，泡薏米水最好与薏米同煮，这样可以避免其所含的抗癌物质在浸泡中受到损失。

• 胃癌患者出现脾虚泄泻时，可以用薏米和山药煮粥，有健脾止泻的作用。

食用红绿灯

☺ 薏米益脾而不滋腻，对久病体虚者有很好的滋补效果。

☹ 薏米性微寒，尿频、体寒者慎食。

薏米燕麦红豆粥

材料　薏米、燕麦各 40 克，红豆 30 克，大米 20 克。

做法

1 薏米、燕麦、红豆、大米分别淘洗干净，薏米、红豆、燕麦用水浸泡 4 小时，大米用水浸泡 30 分钟。

2 锅置火上，加适量清水烧沸，放入薏米、红豆、燕麦，大火煮沸 20 分钟，再加入大米熬煮成粥即可。

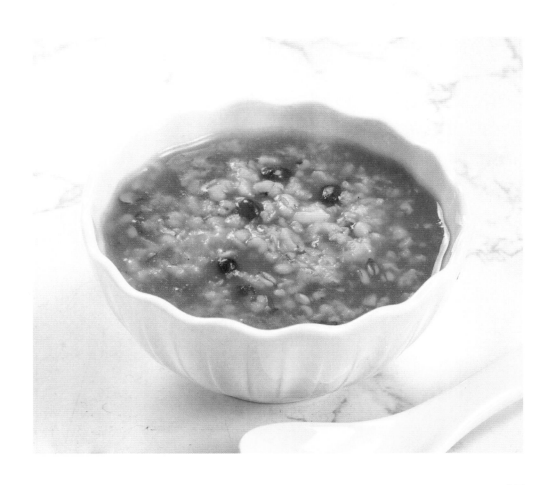

糙米

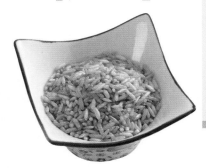

谷固醇阻止细胞癌变

适宜人群	抗癌有效成分
前列腺癌、大肠癌等患者	谷固醇、膳食纤维

性味
性温，味甘

抗癌功效全知道

谷固醇： 是一种很好的抗癌物质，是一种植物化学物，能阻止细胞癌变，具有抗癌作用。

膳食纤维： 能促进肠胃蠕动，促进大便排出，避免有毒物质的吸收，降低大肠癌的发生率。

营养师支招

• 糙米口感较粗，质地紧密，因此应在煮前将糙米用冷水浸泡4小时，用高压锅煮半小时以上，这样能更好地促进人体吸收利用，抗癌效果更佳。

食用红绿灯

☺ 蒸糙米饭时，加1~2勺的牛奶，可以使米饭绵软，吃起来更美味。

☺ 因糙米口感不好，蒸米饭时可以加10%~15%的大米，这样口感相对较好。

☹ 淘米时间不宜太长，否则会造成营养素流失。

糙米荞麦米糊

材料　糙米 60 克，熟花生米 10 克，荞麦 20 克。

调料　红糖 5 克。

做法

1 糙米、荞麦分别淘洗干净，用清水浸泡 4 小时。

2 将糙米、荞麦、熟花生米倒入全自动豆浆机中，加水至上下水位线之间，按下"米糊"键，煮至豆浆机提示米糊做好，加入红糖搅至化即可。

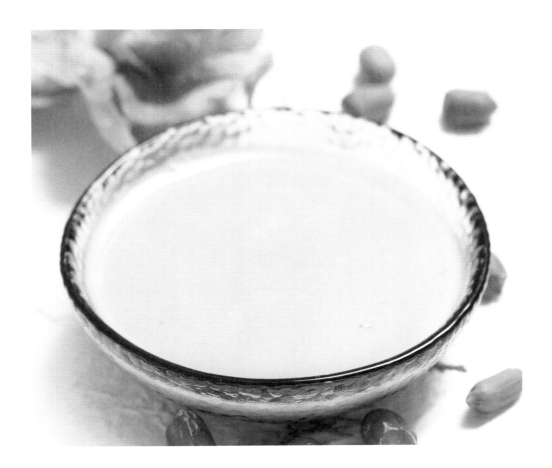

黄豆

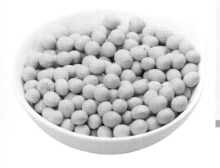

大豆异黄酮抑制癌细胞增殖

适宜人群	抗癌有效成分
乳腺癌、前列腺癌、大肠癌、宫颈癌等患者	大豆异黄酮、皂角苷、植物固醇

性味	
性平，味甘	

抗癌功效全知道

大豆异黄酮： 具有抗氧化作用，能诱导细胞程序性死亡及抑制酪氨酸激酶活性，进而起到抑制癌细胞增殖及生长的作用。

皂角苷： 是一种抗氧化物质，能抑制自由基，还能促进胆固醇代谢。

植物固醇： 有助于促进胆固醇分解，预防大肠癌。

营养师支招

• 黄豆可以做成豆瓣酱吃，可以发豆芽炒着吃，还可以做成各种豆制品吃。煮着吃也很不错，可以保存完整的营养，有利于防癌抗癌。

食用红绿灯

☺ 煮黄豆前先将其用水泡一会儿，在煮的时候放一些盐，这样不仅容易煮熟，也更容易入味。

☹ 黄豆不宜一次吃太多，每次以30～50克为宜，以免引起腹胀等不适症状。

小米黄豆粥

材料　小米100克，黄豆50克。

做法

1 小米淘洗干净；黄豆淘洗干净，用水浸泡4小时。

2 锅置火上，倒入适量清水烧沸，放入黄豆用大火煮沸后，转小火煮至黄豆八成熟，再下入小米，用小火慢慢熬煮至粥稠即可。

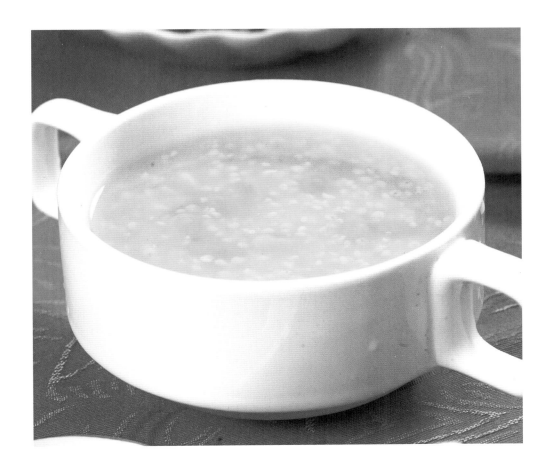

刀豆

刀豆氨酸促进癌细胞凋亡

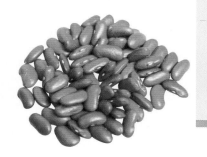

适宜人群	抗癌有效成分
食管癌、胃癌、肝癌等患者	刀豆氨酸、植物凝集素

性味
性温，味甘

抗癌功效全知道

刀豆氨酸：有助于促进癌细胞凋亡。

植物凝集素：能激活淋巴细胞转化，增加脱氧核糖核酸及核糖核酸的合成，有抗癌、调节免疫功能的作用。

营养师支招

• 临床上，刀豆一般一次食用30克，常用于晚期癌症患者脾胃虚寒、嗳气呃逆等症，有一定缓解作用。

• 刀豆也可与木耳、豆腐干、香菇等同炒，不仅营养丰富，而且防癌效果好。

食用红绿灯

☺ 肾虚腰疼、气滞气逆、小儿疝气等患者宜食用。

☹ 刀豆一定要炒熟煮透后再食用，否则易引起中毒。

刀豆蜜饮

材料 刀豆 20 克，红枣 3 枚。

调料 蜂蜜 5 克。

做法

1 刀豆、红枣分别洗净，放入锅中，加适量水煮至豆熟。

2 调入蜂蜜搅匀即可。

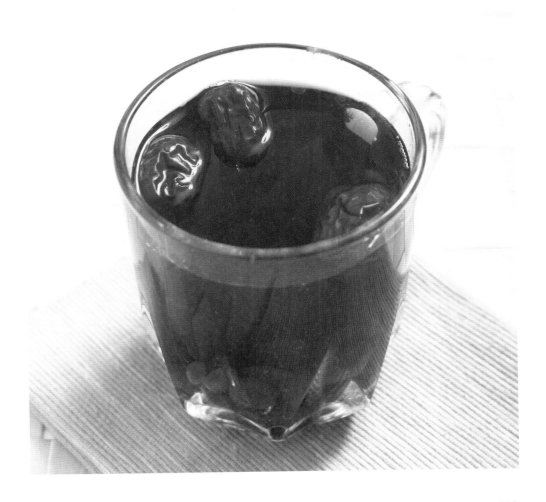

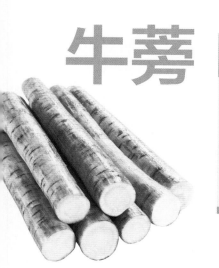

牛蒡

多酚有抗癌作用

适宜人群	抗癌有效成分
大肠癌、胃癌等患者	多酚物质、膳食纤维
性味	
性寒，味苦	

抗癌功效全知道

多酚物质： 具有抗氧化和抗突变的作用，有抗癌作用。

膳食纤维： 促进肠胃蠕动，缩短粪便在肠道中停留的时间，促进体内有害物质的排出，从而减少了患癌的风险。

营养师支招

• 牛蒡吃法很多，可以炒、凉拌、炖汤等，这些做法可以保留完整的牛蒡抗癌营养素，能抑制癌细胞增生。

食用红绿灯

☺ 牛蒡营养价值丰富，一般人均可食用。

☹ 脾虚腹泻者应慎食。

☹ 牛蒡根有活血化瘀的作用，所以孕妇应慎食。

牛蒡沙拉

材料 牛蒡 250 克，黑芝麻碎 6 克。

调料 沙拉酱 5 克，白醋 4 克，盐 1 克。

做法

1 牛蒡去皮，洗净，切丝，放入加了白醋的水中泡 10 分钟，捞出备用。

2 锅中烧水，水沸后将牛蒡丝焯一下，捞出沥干水分，凉凉。

3 加入盐、白醋，撒入炒香的黑芝麻碎，最后放入沙拉酱搅拌均匀即可。

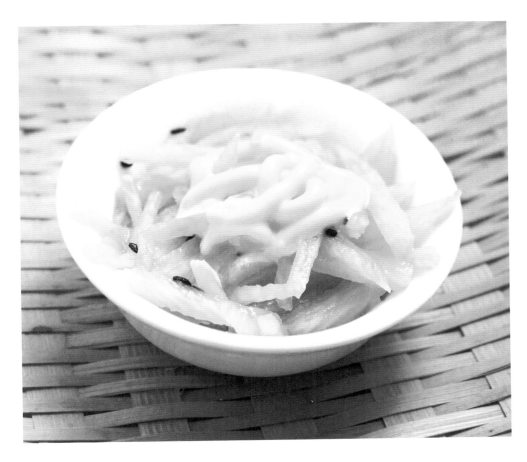

菜花

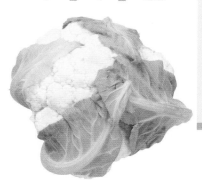

膳食纤维和维生素 C 保护细胞、促代谢

适宜人群	抗癌有效成分
胃癌、肝癌等患者	膳食纤维、维生素 C
性味	
性平，味甘	

抗癌功效全知道

膳食纤维： 有助于促进肠胃蠕动，排出体内有毒物质，预防细胞癌变。

维生素 C： 是很好的抗氧化剂，可清除自由基，延缓衰老、抗突变。

营养师支招

· 想让菜花最大限度地发挥抗癌作用，最直接的方法就是尽可能多地获得其中的抗癌成分。当菜花加热到花球开始变软，而茎还依然脆的时候，抗癌物质含量高。

· 菜花切好后不宜久放。在空气中放置 6 小时，抗癌成分的损失率可达 75% 之多。而完整的菜花在冰箱中储藏 1 周后，抗癌成分只会有少量损失。

食用红绿灯

☺ 菜花茎部的营养素含量丰富，应将茎部与花球部分一同食用。

番茄炒菜花

材料　菜花 300 克，番茄 100 克。

调料　葱花、盐各 3 克。

做法

1 菜花洗净，掰小朵；番茄洗净，去蒂，切块。

2 锅置火上，倒入清水烧沸，将菜花焯一下捞出。

3 锅内倒油，烧至六成热，下葱花爆香，倒入番茄块煸炒，下菜花，加盐翻炒至熟即可。

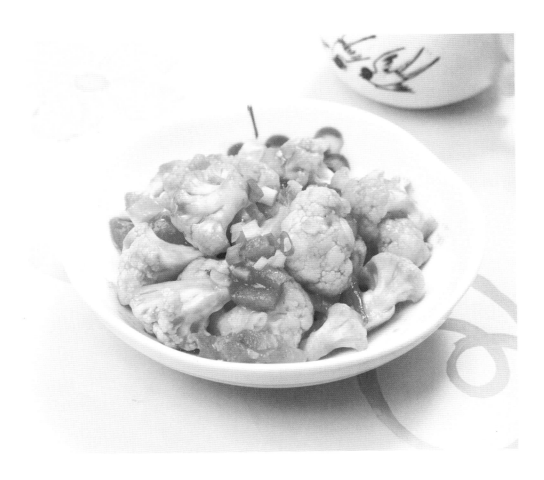

紫甘蓝

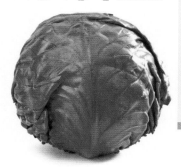

花青素清除自由基

适宜人群	抗癌有效成分
胃癌、大肠癌等患者	硫化物、花青素
性味	
性平，味甘	

抗癌功效全知道

硫化物： 能诱导铁蛋白水平升高，清除游离铁离子，控制铁离子参与氧化应激反应，起到防癌抗癌的作用。

花青素： 能清除自由基，且阻止癌细胞的扩散，进而起到防癌抗癌的作用。

营养师支招

• 紫甘蓝洗净，放入凉白开中浸泡片刻，取出后切片，用榨汁机打成汁，适宜胃癌等消化系统癌症的辅助治疗。

• 紫甘蓝可以凉拌、炒食，营养素保留都比较完整，有利于防癌抗癌。

食用红绿灯

☺ 炒紫甘蓝的时候，要急火快炒，然后迅速起锅，可以更好地保留营养素。

☹ 紫甘蓝富含膳食纤维，膳食纤维有双向调节作用，适量食用能通便缓解便秘，但过量食用又会吸收过多肠道水分，可能会导致便秘。

生拌紫甘蓝

材料 紫甘蓝 200 克，洋葱 50 克。

调料 葱花、蒜末各 5 克，盐 2 克，花椒油、醋各适量。

做法

1 紫甘蓝洗净，切细丝；洋葱去外皮和蒂，洗净，切细丝。

2 把葱花、蒜末、醋、盐、花椒油调成味汁。

3 把调好的味汁均匀地浇入切好的菜丝上，拌匀即可。

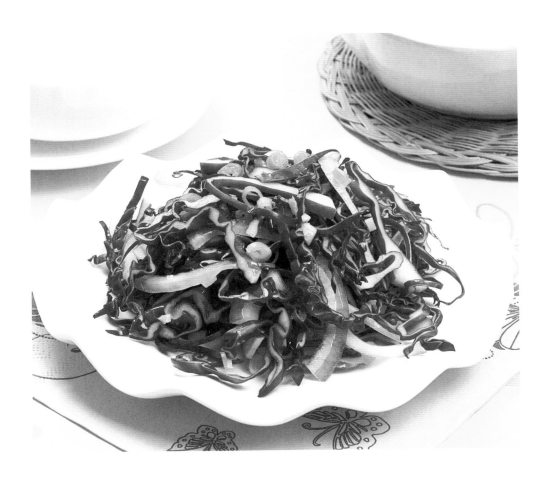

菠菜

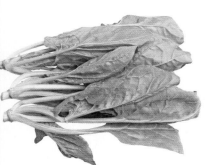

叶绿素降低大肠癌发生率

适宜人群	性味
肺癌、大肠癌、喉癌、食管癌、胃癌、肝癌等患者	性凉，味甘
	抗癌有效成分
	叶绿素、维生素 C

抗癌功效全知道

叶绿素： 能分解人体内的致癌物，进而起到预防直肠癌等消化系统癌症的作用。

维生素 C： 有抗氧化作用，清除自由基；通过促进干扰素的合成，能抑制癌细胞和致癌病毒。

营养师支招

• 烹调菠菜时，要避免加热过长时间，以最大限度地保留菠菜中的维生素 C。

食用红绿灯

☺ 烹调前先将洗净的菠菜放入沸水中焯烫一下，这样可以去掉草酸和涩味。

☹ 菠菜焯烫时间不宜过长，否则会导致维生素流失。此外，如果煮得太烂，吃起来口感也不好。

花生拌菠菜

材料 菠菜 250 克，熟花生米 50 克。

调料 姜末、蒜末各 3 克，醋 5 克，盐 2 克，香油少许。

做法

1 菠菜洗净，焯熟捞出，过凉，切段。

2 将菠菜段、花生米、姜末、蒜末、盐、醋、香油拌匀即可。

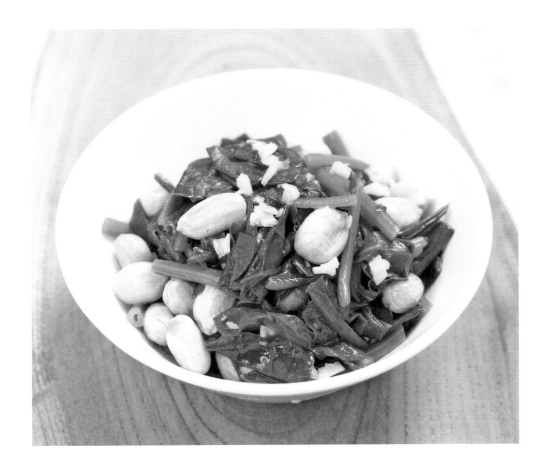

荠菜

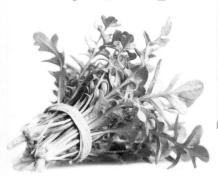

硫化物能抑制癌细胞增殖

适宜人群	抗癌有效成分
大肠癌、胃癌、食管癌、呼吸道癌等患者	维生素C、膳食纤维、硫化物

性味
性平，味甘

抗癌功效全知道

维生素C： 能阻止硝酸盐和亚硝酸盐在肠道内生成亚硝胺，减少胃癌、食管癌的发生率。

膳食纤维： 能增强肠胃蠕动，促进毒素排出，帮助预防大肠癌的发生。

硫化物： 能中和肠内毒素，抑制癌细胞增殖，有助于减少大肠癌的发生率。

营养师支招

• 荠菜是一种药食两用蔬菜，可辅助治病，还能补益身体，适合做成春卷、饺子、包子等食物，常食能增强体质。

• 用荠菜做汤羹风味特别，是不错的选择。

食用红绿灯

☺ 荠菜和猪肉同食，有助于降胆固醇，补血润燥、开胃促食，提高机体抵抗力。

荠菜豆皮猪肉水饺

材料　饺子皮 300 克，荠菜、猪肉馅各 250 克，豆腐皮 100 克。

调料　盐 2 克，白糖 5 克，橄榄油 8 克，酱油 10 克，葱末、姜末、香油、料酒各适量。

做法

1 荠菜择洗干净，焯烫至变色，捞出凉凉，挤干水分，切细末；豆腐皮洗净，切末。

2 猪肉馅加葱末、姜末、料酒、香油、酱油搅打上劲，加荠菜末、豆腐皮末、盐、白糖、橄榄油搅拌均匀制成馅料。

3 饺子皮包入馅料，制成饺子生坯，下锅煮熟即可。

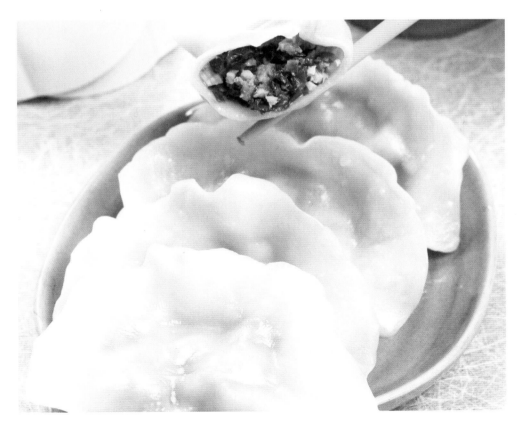

莼菜

黏多糖调节机体免疫力

适宜人群		抗癌有效成分
大肠癌、胃癌等患者		黏多糖
性味		
性寒，味甘		

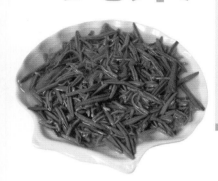

抗癌功效全知道

黏多糖： 是一种免疫促进剂，还有促进巨噬细胞吞噬异物的功能，起到抵抗癌症的作用。

营养师支招

• 莼菜与鲫鱼、黑鱼等搭配食用，对辅助治疗胃癌、大肠癌有一定帮助，此外，还有强身益寿的作用。

食用红绿灯

☺ 莼菜与泥鳅搭配食用，补虚抗癌的作用不错。

☹ 莼菜含有较多鞣酸，与铁器相遇会变黑，所以不宜用铁器烹制。

鸡丝莼菜粥

材料　大米 100 克，鸡肉 60 克，莼菜 40 克，火腿 20 克。

调料　盐 2 克，料酒、水淀粉、鸡汤各适量，葱花 5 克。

做法

1 鸡肉洗净切丝，加盐、料酒、水淀粉拌匀，腌渍 15 分钟，捞出，沥干水分。

2 莼菜洗净；火腿切丝；大米淘洗干净。

3 将大米放入锅中，加适量清水熬煮成粥。

4 在粥中加鸡丝、莼菜、火腿丝、鸡汤、盐搅拌均匀，煮至沸腾时，撒上葱花即可。

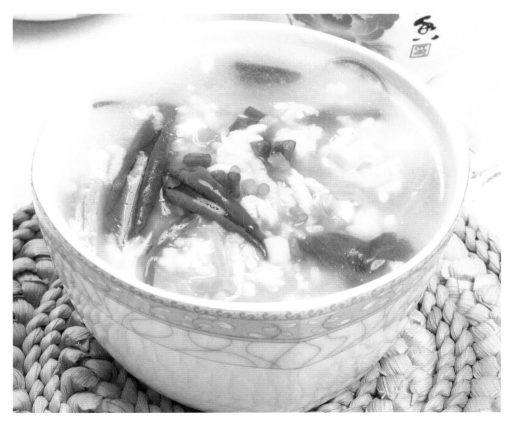

大白菜

维生素 C 抗氧化、护细胞

适宜人群	抗癌有效成分
乳腺癌、大肠癌等患者	维生素 C、膳食纤维
性味	
性微寒，味甘	

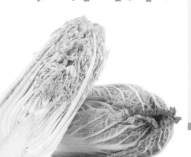

抗癌功效全知道

维生素 C： 具有抗氧化作用；还能使白细胞更有活力，有助于抑制癌细胞扩散和生长。

膳食纤维： 可加速肠胃蠕动，促进消化，保持大便通畅，预防大肠癌。

营养师支招

• 大白菜应避免长时间浸泡，以免水溶性维生素过多溶于水中而失去原有的营养价值，降低防癌抗癌效果。

食用红绿灯

☹ 做熟的隔夜大白菜不宜食用，因为其中含有致癌物亚硝酸盐，对健康不利。

☹ 烹调大白菜时，不宜用水煮过久，以免损失大量的维生素和微量元素。

草菇炒白菜

材料 大白菜 300 克，草菇 150 克。

调料 葱花、姜末、蒜蓉各 5 克，盐 2 克。

做法

1 大白菜洗净，切片；草菇洗净，一切两半。

2 锅置火上，放油烧热，下姜末、蒜蓉、葱花爆香，倒入大白菜片炒至六成熟，下草菇炒熟，放盐略炒即可。

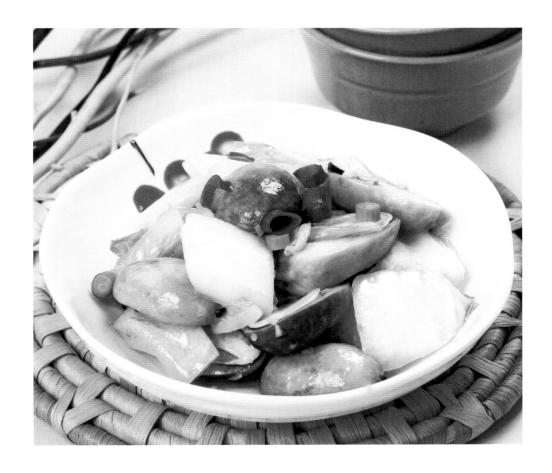

芦笋

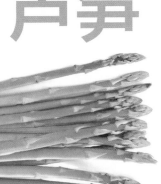

微量元素硒有防癌作用

适宜人群		抗癌有效成分
白血病、乳腺癌、肺癌等患者		硒、芦丁
性味		
性寒，味甘		

抗癌功效全知道

硒： 可以阻止癌细胞的分裂与生长，抑制致癌物的活力并加速解毒，刺激机体免疫功能，提高对癌的抵抗力。

芦丁： 是一种黄酮类化合物，能阻断致癌物的合成及代谢活化，诱导癌细胞凋亡，起到抗癌作用。

营养师支招

• 芦笋适合鲜食，脆嫩清香，风味好，不宜放置过久，可炒、煮、炖或凉拌，这样营养保留得更多，有利于辅助治疗癌症。

食用红绿灯

☺ 芦笋嫩茎的顶尖部分营养最为丰富，在食用时应多保存尖端。

☺ 芦笋在烹制前切成条放在水中浸泡10分钟，可以去除苦味。

☹ 芦笋不宜生吃，也不宜存放1周以上再吃。

芦笋鸡片

材料 芦笋 250 克，鸡胸肉 50 克。

调料 盐 2 克。

做法

1 芦笋去根，洗净，切斜段；鸡胸肉洗净，切片。

2 锅内倒油烧至七成热，放入鸡片炒匀。

3 加适量清水，倒入芦笋段炒熟，用盐调味即可。

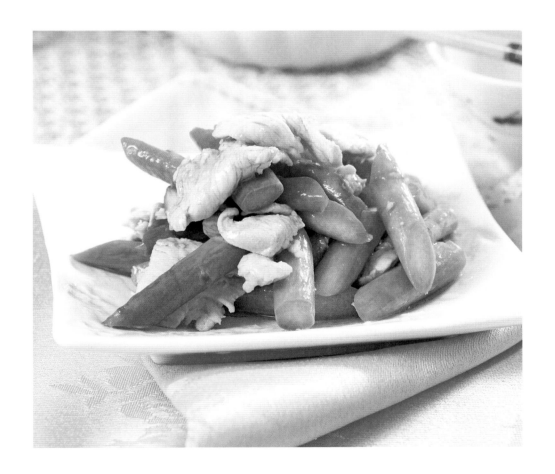

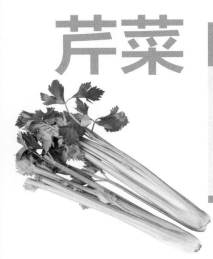

芹菜

木质素减少致癌物生成

适宜人群	抗癌有效成分
结肠癌、胃癌、肺癌等患者	木质素

性味	
性凉，味甘、辛、微苦	

抗癌功效全知道

木质素： 能清理肠道中的胆汁酸，促进胆固醇代谢，预防胆结石；促进肠蠕动，加快粪便在肠内的运转时间，减少致癌物与肠黏膜接触，从而达到预防结肠癌的目的。

营养师支招

• 用芹菜和糯米熬粥，每天早晚食用，对"三高"、失眠、神经衰弱患者均有益，也适用于癌症患者中体质虚弱者。

• 芹菜和百合一起搭配食用对人体有益。中医认为百合具有养心安神、润肺止咳的功效，和芹菜一起食用，不但口味清淡、滋阴润燥，还能减少致癌物的吸收，有预防结肠癌的作用。

食用红绿灯

☺ 芹菜叶中所含的维生素 C 比芹菜茎多，烹调芹菜时不宜把芹菜叶扔掉。

西芹百合

材料　西芹 250 克，鲜百合 50 克。

调料　蒜末、盐各 2 克，香油少许。

做法

1 西芹择洗干净，切段；鲜百合洗净，掰瓣。

2 将西芹段和百合分别焯烫一下，捞出。

3 锅内倒油烧热，爆香蒜末，倒入西芹段和百合炒熟，加盐，
淋上香油即可。

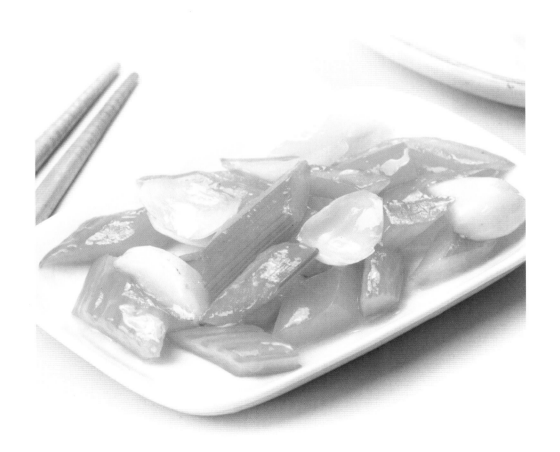

番茄

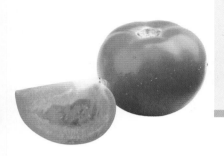

番茄红素抗氧化，清除自由基

适宜人群	性味
前列腺癌、食管癌、胰腺癌、胃癌、大肠癌、乳腺癌等患者	性微寒，味甘、酸
	抗癌有效成分
	番茄红素

抗癌功效全知道

番茄红素： 具有抗氧化作用，可以清除自由基，达到预防癌症的目的；对细胞的生长具有调节作用，能够促进具有防癌抗癌作用物质的分泌，起到调节免疫的作用。

营养师支招

· 宜带皮吃番茄。番茄皮含丰富的膳食纤维，食用后有助于维护肠道健康。

· 熟吃番茄，有利于补充番茄红素；生吃番茄，补充维生素C更多。

食用红绿灯

☺ 番茄酱是鲜番茄的酱状浓缩制品，是一种调味品，不仅味道好，而且所含的番茄红素、膳食纤维和蛋白质等易于人体吸收。番茄沙司在番茄酱的基础上添加其他原料进一步加工而成，口味多样，可以直接食用。

☹ 忌食未完全成熟的番茄，否则容易引起中毒。

番茄炒草菇

材料　草菇、番茄各 200 克。

调料　葱末、姜末各 3 克，盐 2 克，水淀粉适量。

做法

1 草菇洗净，切成两半；番茄洗净，切块。

2 锅内倒油烧热，爆香姜末，倒草菇翻炒片刻，加盐，倒番茄
　块炒熟，用水淀粉勾芡，撒葱末即可。

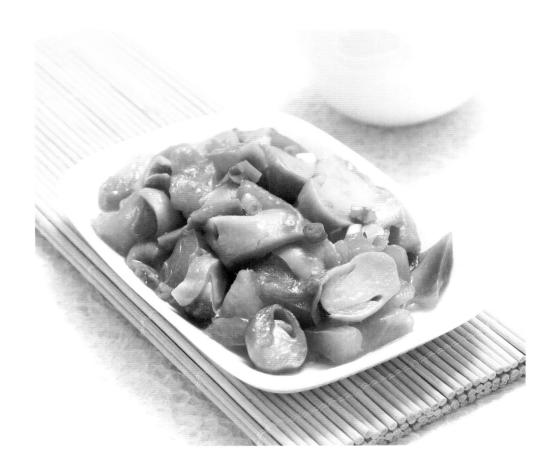

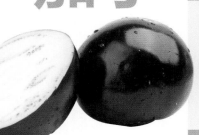

茄子

龙葵素是有效的抗癌物质

适宜人群	抗癌有效成分
胃癌、直肠癌等患者	龙葵素
性味	
性凉，味甘	

抗癌功效全知道

龙葵素： 能抑制消化系统癌细胞的增殖，尤其对胃癌、直肠癌有较好的疗效。

营养师支招

- 紫茄子500克搭配金银花15克蒸熟后加香油、盐各少许，拌匀，适用于癌症患者放射治疗后发热时食用。

- 对于喉癌咽喉部疼痛燥热者，可将茄子蒸熟，用醋腌4小时后食用，有一定缓解作用。

食用红绿灯

☺ 茄子可和大蒜一起食用。茄子增加消化液分泌，增强消化道运动，从而预防胃癌；大蒜中含有的大蒜素是对抗癌症的营养素，二者同食对防治癌症，尤其是胃癌有一定作用。

☹ 茄子性凉，脾胃虚寒、哮喘者不宜多吃。

蒜末茄子

材料 圆茄子 300 克，大蒜 30 克。

调料 盐 2 克，醋 8 克，香油适量。

做法

1 圆茄子洗净，去皮，切厚片，蒸 25 分钟，取出，凉凉；大蒜去皮，切末。

2 将蒜末放茄子上，加盐、醋调匀，滴上香油即可。

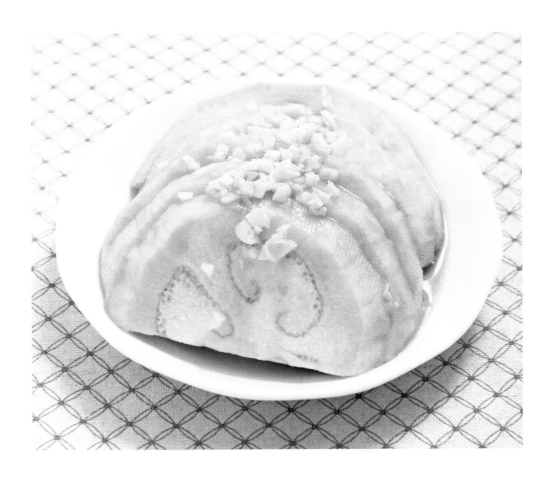

苦瓜

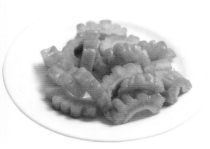

苦味素防止癌细胞生长

适宜人群		抗癌有效成分
淋巴癌、白血病、胰腺癌等患者		苦味素
性味		
性寒，味苦		

抗癌功效全知道

苦味素： 能激活体内免疫系统的防御功能，增强免疫细胞活性，抑制细胞增殖。

营养师支招

• 烹调苦瓜以大火快炒或凉拌的方式为宜，因为烹调的时间过长，水溶性维生素会释出而流入菜汁中，或者随着加热的蒸汽挥发，不但影响口感，还造成营养成分流失，从而降低营养价值。

食用红绿灯

☺ 苦瓜性寒，一次不要吃得过多，一般人每次吃半根（80克左右）为宜。

☹ 脾胃虚寒者不宜生食苦瓜，以免影响消化功能。

蒜蓉苦瓜

材料　苦瓜 250 克，彩椒 80 克，大蒜 20 克。

调料　白糖 5 克，盐 2 克。

做法

1 苦瓜洗净，对半剖开，去瓤，斜切成片，放入盐水中泡 5 分钟以去苦味；彩椒洗净，去蒂除子，切片；大蒜去皮，洗净，剁蓉。

2 锅置火上，放油烧热，放苦瓜片和彩椒片，翻炒后放白糖、盐，炒至苦瓜渐软关火，放入蒜蓉炒匀即可。

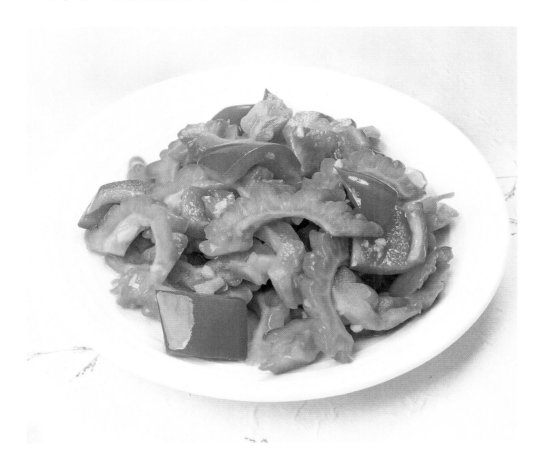

胡萝卜

胡萝卜素抑制癌细胞增殖

适宜人群	抗癌有效成分
肺癌等患者	胡萝卜素、淀粉酶

性味
性平，味甘

抗癌功效全知道

胡萝卜素： 是一种重要的抗氧化剂，能调控细胞信号传导、诱导细胞分化及凋亡、抑制致癌物形成，预防癌症的发生。

淀粉酶： 有助于解除强致癌物亚硝胺与苯并芘等的毒性，使其失去致癌作用。

营养师支招

• 胡萝卜中的胡萝卜素是脂溶性营养素，所以在烹调时最好加入适量油，有利于胡萝卜素的吸收。

• 每天食用半根胡萝卜或饮半杯胡萝卜汁，对肺部有良好的保护作用，有助于预防肺癌。

食用红绿灯

☺ 适合肠胃不适、便秘者食用。

☹ 皮肤黄染者不宜食用。

胡萝卜炒肉丝

材料　胡萝卜 200 克，猪瘦肉 100 克。

调料　葱末、姜末各 3 克，盐 2 克，料酒、酱油各 5 克，淀粉
适量。

做法

1 猪瘦肉洗净切丝，用酱油、淀粉抓匀腌渍 10 分钟；胡萝卜
洗净，切丝。

2 锅内倒油烧热，爆香葱末、姜末，倒肉丝、料酒、酱油翻炒
片刻，倒胡萝卜丝、盐炒熟即可。

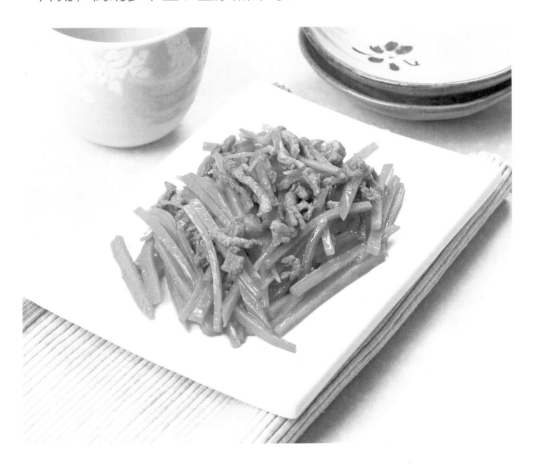

白萝卜

硫代葡萄糖苷降解致癌物

适宜人群	抗癌有效成分
大肠癌、食管癌、鼻咽癌、宫颈癌等患者	硫代葡萄糖苷、膳食纤维
性味	
性凉，味甘、辛	

抗癌功效全知道

硫代葡萄糖苷： 能与多种酶作用，形成具有辛辣味的抗癌成分，有助于降解致癌物。白萝卜越辣，这种成分越多，防癌性能越好。

膳食纤维： 能加速胃肠蠕动，促进排便，分解致癌物亚硝胺等。

营养师支招

• 吃白萝卜的时候最好细嚼慢咽，这样可以让白萝卜中的有效成分全部释放出来。

食用红绿灯

☺ 白萝卜最好生吃，因为加热会破坏其中的抗癌成分，进而降低白萝卜防癌抗癌的效果。

海蜇拌萝卜丝

材料 白萝卜 200 克，海蜇皮 100 克。

调料 蒜末 5 克，醋 8 克，盐 1 克，香油 2 克。

做法

1 白萝卜洗净，切丝；海蜇皮放入清水中浸泡去盐分，洗净，切丝。

2 取盘，放入白萝卜丝和海蜇丝，加入蒜末、盐、醋、香油拌匀即可。

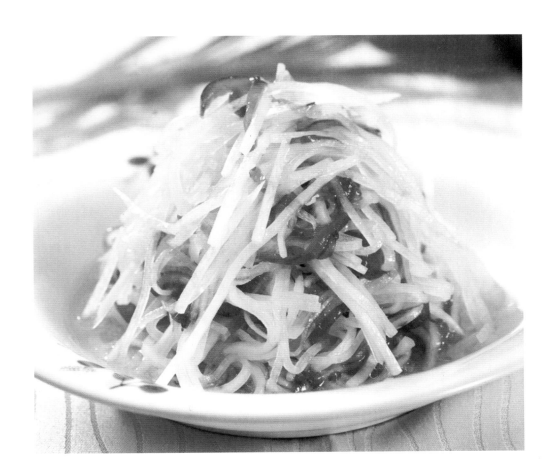

南瓜

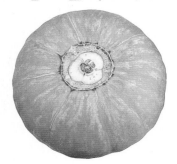

胡萝卜素、维生素 C 具有抗氧化作用

适宜人群	性味
乳腺癌、肺癌、皮肤癌、大肠癌等患者	性温，味甘
	抗癌有效成分
	胡萝卜素、维生素 C

抗癌功效全知道

胡萝卜素：有抗氧化性，有助于保护黏膜上皮，减少免疫细胞的损伤，进而发挥免疫调节功能。

维生素 C：具有很强的抗氧化作用，能抑制脂肪过氧化，减少自由基对细胞膜的损伤，起到预防癌症的作用。

营养师支招

•南瓜瓤实际上比南瓜果肉所含的胡萝卜素至少多5倍。所以常食南瓜瓤可以有效预防乳腺癌、皮肤癌等。

食用红绿灯

☺ 南瓜有助于增强肝肾细胞的再生能力，可以防治高血压和一些肝肾疾病。

☹ 老南瓜含糖量高，糖尿病患者不宜食用。

南瓜沙拉

材料　南瓜 300 克，胡萝卜 50 克，豌豆 30 克。

调料　沙拉酱 20 克。

做法

1 南瓜洗净，去皮、瓤，切丁；胡萝卜洗净，切丁。

2 南瓜丁、胡萝卜丁和豌豆煮熟捞出，凉凉。

3 将南瓜丁、胡萝卜丁、豌豆盛入碗中，加入沙拉酱拌匀即可。

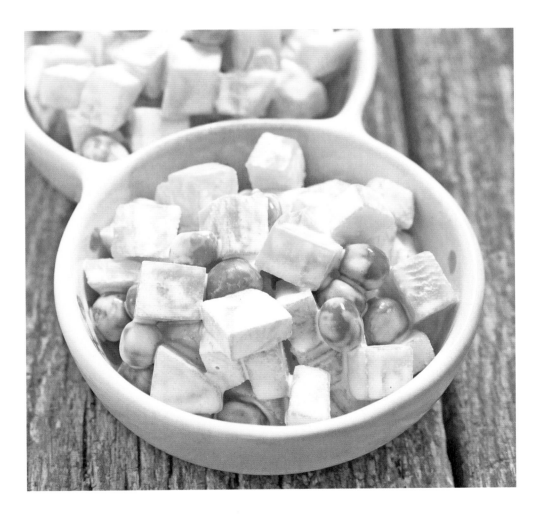

洋葱

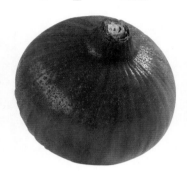

硫化物有助于抑制癌细胞增殖

适宜人群	抗癌有效成分
大肠癌、胃癌、肝癌等患者	硫化物、硒

性味
性温，味辛、甘

抗癌功效全知道

硫化物： 有抑制癌细胞增殖的作用，可调节机体免疫力，诱导癌细胞凋亡和分化。

硒： 能刺激免疫球蛋白和抗体的产生，进而增强机体对致癌因子的抵抗力。

营养师支招

• 生洋葱味道比较刺激，这种刺激气味主要来自硫化物，所以生洋葱的抗癌功效更强。如果想从洋葱中获得更好的预防癌症的效果，生吃或拌沙拉是好办法。

• 在烹调洋葱时，不要煮得过烂，稍微带点辛辣味，抗癌效果更佳。

食用红绿灯

☺ 紫色洋葱通常辣味不太浓，可以生吃。

☹ 食用洋葱过多易产气，引起腹部胀气，容易放屁。

凉拌洋葱

材料 洋葱 350 克。

调料 酱油、醋各 10 克，盐 2 克，香油、香菜叶各少许，鲜汤适量。

做法

1 洋葱去外皮和蒂，洗净，一切为二，切成约 0.5 厘米厚的片，再切成丝，盛入盘中。

2 将鲜汤、酱油、醋、盐、香油倒入碗中调成味汁，浇在洋葱丝上拌匀，放入香菜叶即可。

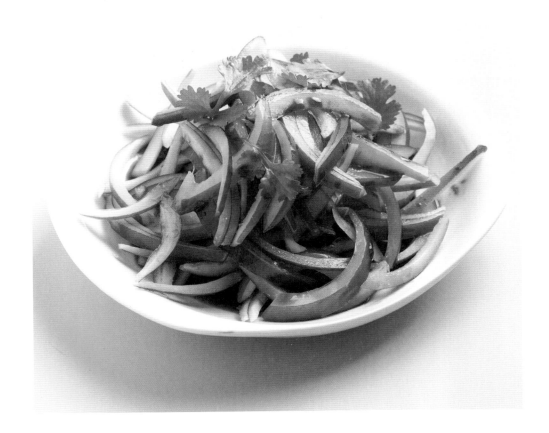

扁豆

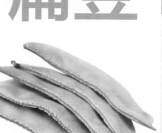

植物凝集素帮助调节免疫力

适宜人群		抗癌有效成分
消化道癌、宫颈癌等患者		植物凝集素
性味		
性平，味甘		

抗癌功效全知道

植物凝集素：是一种天然蛋白，能使癌细胞发生凝集反应，并可促进淋巴细胞的转化，调节对癌细胞的免疫力，抑制癌细胞的生长，起到防癌抗癌的作用。

营养师支招

• 中医认为，用扁豆煮粥滋补脾胃，有助于增进癌症患者的食欲。

食用红绿灯

☺ 炒扁豆时加点蒜末既可调味，又可降低扁豆毒性，而大蒜本身也有抗癌作用。

☺ 扁豆煮透才能吃，因为生扁豆含有皂苷物质，食用后易引起中毒。

扁豆炒肉丝

材料　扁豆 250 克，猪里脊肉 150 克。

调料　盐 2 克，料酒、酱油各 4 克，香油 1 克，葱末、姜末、蒜末各 5 克。

做法

1 猪里脊肉洗净，切丝；扁豆择洗干净，切斜刀丝，放沸水中焯烫，过凉，控干水分。

2 锅内倒油烧热，加入葱末、姜末，下入肉丝炒至变色，放入扁豆丝，烹入料酒、酱油、适量水，加盐翻炒熟，撒蒜末，淋入香油即可。

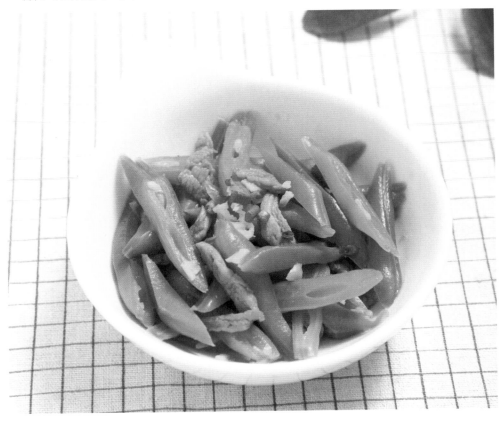

豆芽

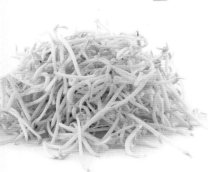

硒、叶绿素等抗癌成分丰富

适宜人群		抗癌有效成分
食管癌、胃癌和直肠癌等患者		硒、叶绿素
性味		
性寒，味甘		

抗癌功效全知道

硒： 可有效抑制致癌物、过氧化物及自由基的形成，阻断致癌物与细胞内脱氧核糖核酸的结合，防癌抗癌。

叶绿素： 能分解人体内的致癌物亚硝酸胺，进而起到预防直肠癌等多种消化系统癌症的作用。

营养师支招

- 吃豆芽时要细嚼慢咽，有助于抗癌成分的吸收利用，增强抗癌作用。

食用红绿灯

- ☺ 适宜于口腔溃疡、坏血病患者、消化系统癌症和减肥人士食用，嗜烟酒者也适宜常吃。
- ☹ 豆芽中的膳食纤维较粗，不易消化，且性偏寒，所以脾胃虚寒之人不宜多食。

豆芽炒鱼片

材料 绿豆芽 200 克，生鱼片 250 克，胡萝卜 100 克。

调料 料酒、淀粉各 8 克，葱花、姜丝各 5 克，盐 3 克，香油少许。

做法

1 绿豆芽择洗干净，焯熟，控水；生鱼片洗净，加葱花、姜丝、盐腌渍，加淀粉拌匀，静置 10 分钟；胡萝卜洗净，切片。

2 锅内倒油烧热，爆香葱花、姜丝，烹料酒，放胡萝卜片翻炒至八成熟，加鱼片、绿豆芽炒匀，加盐调味即可。

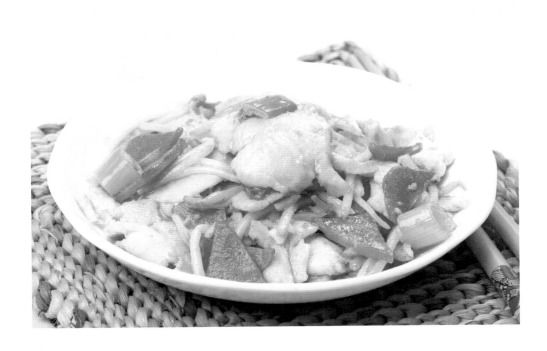

猪肝

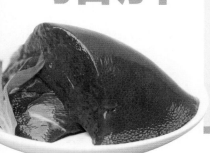

维生素 A 帮助阻止癌细胞形成

适宜人群	抗癌有效成分
肝癌、白血病等患者	维生素 A、硒

性味
性温，味甘、微苦

抗癌功效全知道

维生素 A：抑制上皮细胞的分化，促进上皮细胞的正常成熟；还可以修复受损细胞，有助于调节机体免疫力。

硒：是谷胱甘肽过氧化物酶的主要成分，能清除体内脂质过氧化物，阻断活性氧和自由基对细胞的损伤，维持细胞的正常功能，起到预防癌症的作用。

营养师支招

• 猪肝要现切现做，因为鲜猪肝切后长时间放置，不仅损失营养，而且炒熟后会出现许多颗粒凝结在猪肝上，影响外观和品质，所以猪肝切片后应迅速烹饪。

食用红绿灯

☺ 猪肝是解毒器官，买回的鲜猪肝不要急于烹调，可把猪肝先放在自来水龙头下冲洗片刻，再放在水中浸泡30分钟，之后再烹调。

☹ 猪肝含胆固醇、嘌呤较高，血脂异常及痛风患者不宜多食。

猪肝番茄豌豆汤

材料　鲜猪肝 150 克，番茄 250 克，鲜豌豆 40 克。

调料　盐 2 克，淀粉少许，姜片、料酒、香油、猪骨高汤各适量。

做法

1　鲜猪肝洗净，切片，用料酒、淀粉腌渍；番茄洗净，切块；鲜豌豆洗净。

2　锅内放猪骨高汤，大火烧沸后放番茄块、豌豆、姜片煮沸，转小火煮 5 分钟，放入猪肝片煮开，加入适量盐，淋入香油即可。

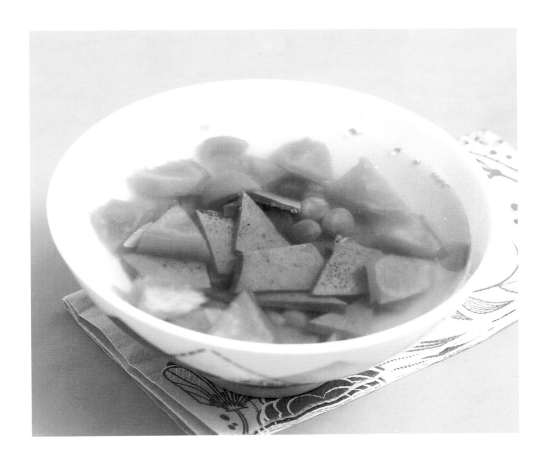

牡蛎

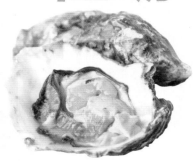

硒、多糖有助于抑制癌细胞扩散

适宜人群	抗癌有效成分
胃癌、肺癌、乳腺癌、食管癌等患者	硒、多糖

性味	
性微寒，味咸	

抗癌功效全知道

硒：抑制癌细胞增殖，刺激细胞内溶酶体活性，进而起到防癌抗癌的作用。

多糖：调节蛋白质的合成与代谢，调节免疫功能，有助于抑制癌细胞扩散。

营养师支招

• 鲜牡蛎可以采用清蒸、煮汤、电烤等烹调方法，抗癌营养素损失较少，常食可以防癌抗癌。

食用红绿灯

☺ 将牡蛎肉与大米同煮，能达到比较好的抗癌功效。

☹ 牡蛎不要与膳食纤维含量高的食物大量搭配食用，以免影响锌、硒的吸收。

清蒸牡蛎

材料 牡蛎 300 克。

调料 料酒 15 克，姜片、酱油各 5 克。

做法

1 牡蛎用刷子刷洗干净，加料酒、酱油、姜片腌渍 10 分钟。

2 将牡蛎摆放在蒸屉上，盖盖，大火烧开后继续蒸 3 分钟即可。

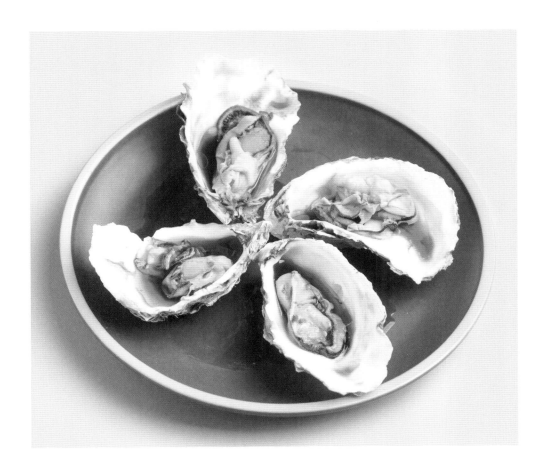

香菇

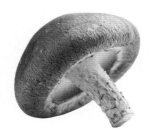

香菇多糖能抗癌

适宜人群	性味
肺癌、食管癌、大肠癌、宫颈癌、白血病等患者	性平，味甘
	抗癌有效成分
	香菇多糖

抗癌功效全知道

香菇多糖： 具有抗癌作用，进入人体后会诱导产生一种免疫活性因子，有助于调节机体免疫功能，起到预防癌症的作用。

营养师支招

- 癌症患者手术后，如果每天持续食用 10 克香菇干品，对增强抵抗力有辅助功效。
- 香菇煮粥食用，对肺癌、宫颈癌、消化系统癌症、白血病等有辅助治疗作用。

食用红绿灯

- ☺ 香菇一般人都可以食用，尤其适合久病气虚、食欲缺乏、身体虚弱的人。
- ☹ 尿酸高者慎食。

香菇油菜

材料 鲜香菇 100 克，油菜 200 克。

调料 白糖少许，酱油 5 克，盐 2 克。

做法

1 油菜洗净；香菇洗净，去蒂，挤干水分，在菇面上切花刀。

2 锅内倒油烧热，放入香菇翻炒，加白糖、酱油翻炒至熟，加
油菜翻炒至熟，加盐，翻炒均匀即可。

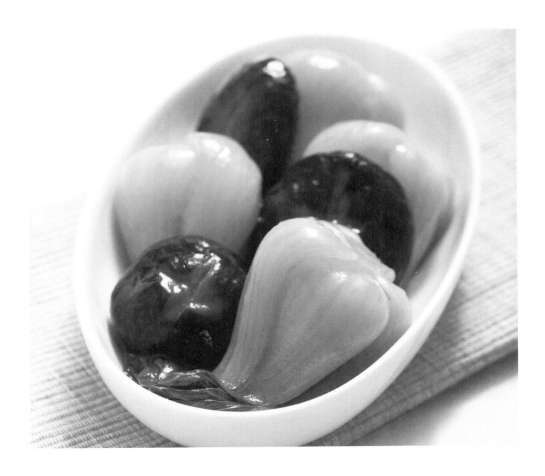

平菇

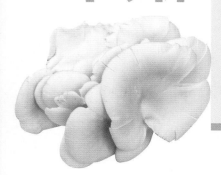

膳食纤维有助于促进代谢、防癌抗癌

适宜人群	抗癌有效成分
胃癌、子宫内膜癌、结肠癌等患者	膳食纤维

性味
性温，味甘

抗癌功效全知道

膳食纤维：增强肠道有益菌作用，促进排便，从而预防结肠癌。

营养师支招

- 平菇无论是干品还是鲜品都不宜长时间浸泡，以免造成营养素大量流失。
- 挑选平菇时要选择片大、顶平、菌伞较厚、边缘完整、破裂口较少、菌柄较短并呈浅褐色的。

食用红绿灯

☹ 皮肤瘙痒者、对菌类食物过敏者不宜食用。

平菇豌豆苗拌木瓜

材料 平菇 200 克，豌豆苗、木瓜各 100 克。

调料 盐 2 克，橄榄油 2 克。

做法

1 平菇洗净，撕小条，入沸水中煮熟，捞出沥干；豌豆苗洗净，入沸水中焯熟，捞出沥干；木瓜洗净，去皮除子，切小块。

2 将平菇条、豌豆苗和木瓜块放入盘中，加入盐和橄榄油拌匀即可。

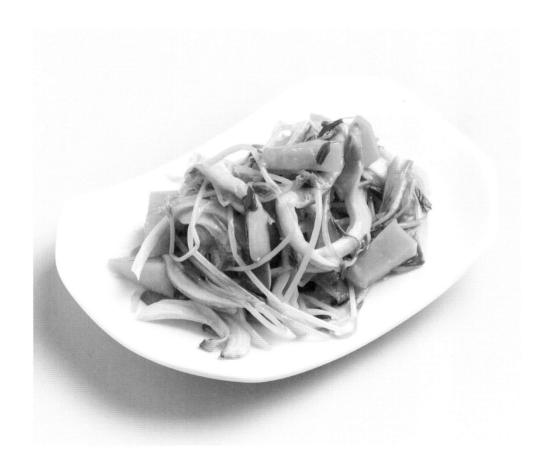

猴头菇

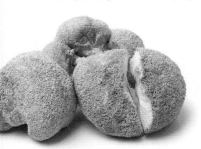

多糖调节机体免疫力

适宜人群	抗癌有效成分
胃癌、食管癌等患者	多糖、不饱和脂肪酸
性味	
性平，味甘	

抗癌功效全知道

多糖： 具有抗癌活性，能抑制癌细胞的繁殖和生长，还可以调节机体免疫力。

不饱和脂肪酸： 有利于血液循环，降低胆固醇含量，调节机体免疫力，从而帮助预防消化道癌症等。

营养师支招

• 猴头菇可以清炖，也可与其他食物相配，如用煮、炖、炒等方法食用，抗癌效果较好。

食用红绿灯

☺ 干猴头菇适宜用水泡发，而不宜用醋泡发。

☺ 猴头菇要做得软烂如豆腐，其营养成分才能较好地析出，更易于人体吸收。

猴头菇炖豆腐

材料　猴头菇 250 克，豆腐 300 克。

调料　盐 3 克，料酒、酱油各适量。

做法

1　猴头菇洗净，撕块；豆腐洗净，切块，在盐水中焯烫，捞出待用。

2　锅内倒油烧热，放入猴头菇块、豆腐块煎炒片刻，加入适量清水，调入盐、料酒和酱油煮熟即可。

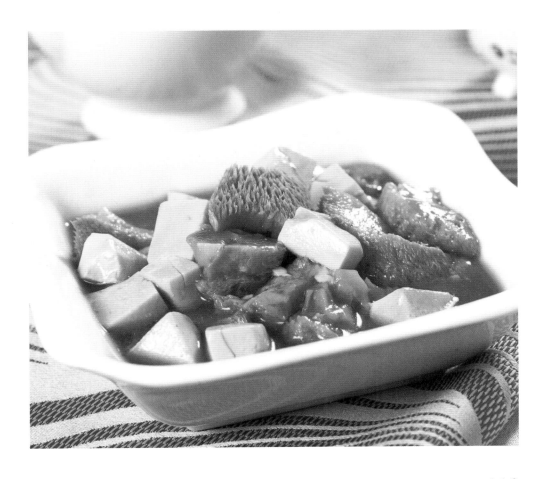

海藻

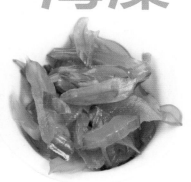

海藻多糖有助于预防大肠癌

适宜人群	抗癌有效成分
白血病、大肠癌、前列腺癌等患者	海藻多糖、藻胶酸

性味
性寒，味苦、咸

抗癌功效全知道

海藻多糖： 对大肠癌有一定的防治作用，可促进有毒有害物的排出。

藻胶酸： 可与放射性元素锶结合成不溶物排出体外，防止锶在体内引起白血病等。

营养师支招

• 海藻食用前，先用清水泡洗一下，以 30 分钟为宜，根据烹调需要，切丝或切块食用，能避免营养素的流失。

食用红绿灯

☺ 海藻可作为高血压、心脏病患者的保健食物。

☺ 海藻热量低，富含膳食纤维，少量食用后即有饱腹感，可作为肥胖者的减肥食物和糖尿病患者的充饥食物。

☹ 脾胃虚寒者慎食海藻。

海藻红枣小米粥

材料 海藻 30 克，红枣 50 克，小米 100 克，枸杞子 5 克。

做法

1 海藻泡洗干净，切丝；小米淘洗干净；红枣、枸杞子洗净。

2 红枣、小米放入砂锅，加水适量，大火煮沸后，转小火煨煮 30 分钟。

3 海藻、枸杞子放入砂锅，继续煨煮至小米熟烂即可。

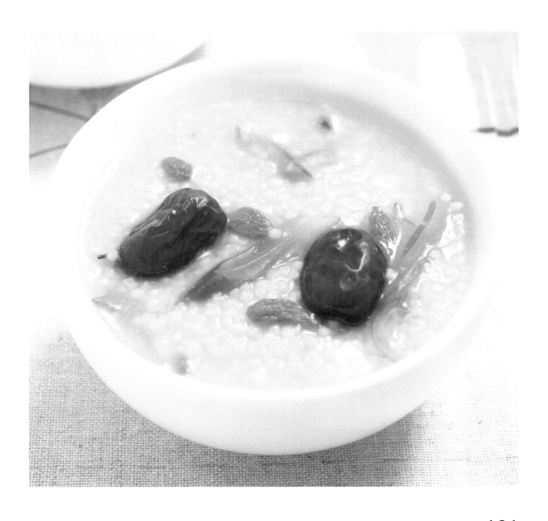

海带

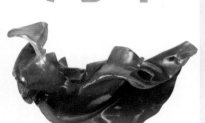

昆布多糖有助于抑制癌细胞生长

适宜人群		抗癌有效成分
肺癌、乳腺癌等患者		昆布多糖
性味		
性寒，味咸		

抗癌功效全知道

昆布多糖：能通过激活巨噬细胞，抑制癌细胞增殖而杀死癌细胞。

营养师支招

• 用淘米水泡发干海带，或者在煮海带时加少许小苏打可以让海带变软。

• 鲜海带买回来后应尽快食用。一次吃不完，要把拆封后的海带冷藏在冰箱中，否则其营养价值就会降低，不利于防癌抗癌。

食用红绿灯

☺ 食用海带之前，需先将海带在水中浸泡6小时，且勤换水。

☹ 长期大量食用海带，可造成摄碘过多，可能会诱发甲状腺肿。

肉末海带

材料 水发海带 100 克，猪瘦肉 50 克。

调料 姜末、蒜末、酱油各 3 克。

做法

1 猪瘦肉洗净，切末；水发海带切丝，焯水。

2 锅内倒油烧热，炒香姜末、蒜末，加入肉末翻炒，再加入海带丝翻炒，加酱油调味即可。

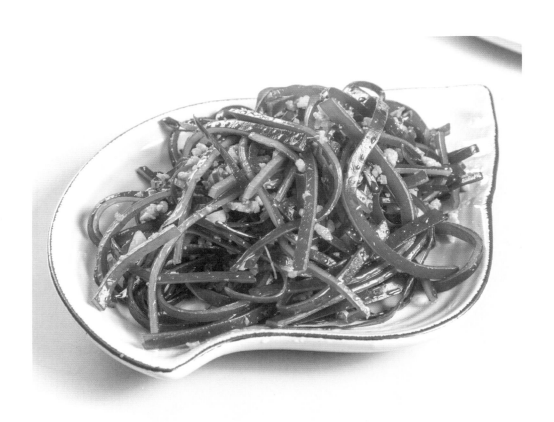

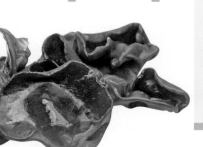

木耳

木耳多糖能抑制癌细胞增殖

适宜人群	抗癌有效成分
消化系统癌等患者	木耳多糖、膳食纤维
性味	
性平，味甘	

抗癌功效全知道

木耳多糖： 可调节人体免疫力，抑制癌细胞增殖，起到预防癌症的作用。

膳食纤维： 促进胃肠蠕动，可以起到预防直肠癌及其他消化系统癌的作用。

营养师支招

• 木耳中主要起防癌抗癌作用的是木耳多糖，它很容易受温度影响，所以烹调时间不宜太长。

• 泡发木耳最好不要超过 2 小时，这样可以减少营养素的流失。

食用红绿灯

☺ 木耳对任何无意食下的难以消化的谷壳、木渣、沙子、金属屑等异物具有黏合包裹与促使其排泄的作用。

☺ 干木耳烹调前宜用温水泡发，并且在泡的过程中多次换水，以彻底去除杂质。

☹ 木耳泡发后仍然紧缩在一起的部分不宜食用。

胡萝卜烩木耳

材料 胡萝卜 150 克，水发木耳 100 克。

调料 盐 2 克，葱末、姜丝各 5 克。

做法

1 胡萝卜洗净，切片；水发木耳洗净，撕小朵，焯水。

2 锅内倒油烧热，爆香葱末、姜丝，放入胡萝卜片翻炒 2 分钟，加入木耳翻炒至熟，加盐调味即可。

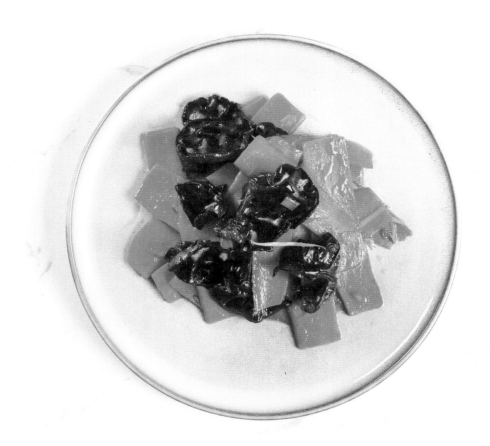

银耳

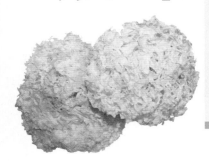

银耳多糖能调节机体免疫力

适宜人群	性味
放、化疗引起造血系统紊乱的患者，尤其是阴虚症候者	性平，味甘
	抗癌有效成分
	银耳多糖

抗癌功效全知道

银耳多糖： 有助于提高机体免疫功能，间接抑制癌细胞的生长和扩散。有实验证明，银耳多糖能提高白血病患者淋巴细胞的转化率，是重要的免疫增强剂。

营养师支招

- 银耳加适量冰糖炖煮，常食可以缓解癌症患者放疗或化疗后引起的津液亏损、口干咽燥等症状。

食用红绿灯

- ☺ 泡发银耳时最好用温水，而不用沸水，因为沸水容易破坏其营养成分，不利于防癌抗癌。

- ☹ 银耳受潮会发霉变质，如能闻出酸味或其他气味，则不宜食用。

冰糖红枣银耳羹

材料　干银耳 10 克，红枣 30 克。

调料　冰糖 10 克。

做法

1　银耳与红枣洗净，用温水浸泡 1 小时；银耳去蒂，撕小朵。

2　锅中加适量清水，倒入银耳，大火煮开，加入红枣，大火继续煮 10 分钟后，转小火炖 30 分钟。

3　待银耳变得黏软，红枣味儿开始渗出，加入冰糖，搅拌均匀即可。

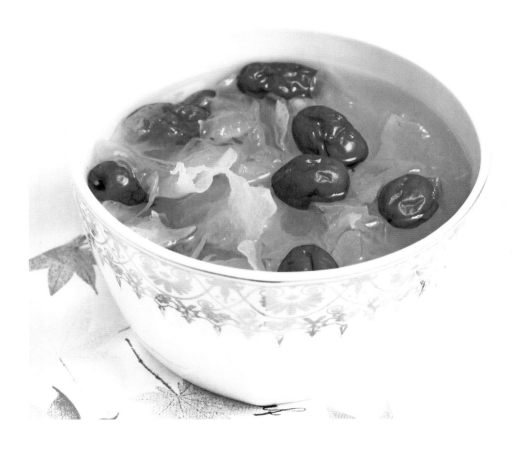

大蒜

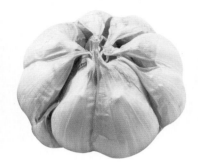

大蒜素能激活体内免疫物质活性

适宜人群		抗癌有效成分
胃癌、大肠癌、乳腺癌等患者		大蒜素
性味		
性温，味辛		

抗癌功效全知道

大蒜素： 能激活体内的 T 淋巴细胞、B 淋巴细胞和巨噬细胞等抗癌免疫物质的生物活性，从而加强对癌细胞的识别、吞噬和清除作用。

营养师支招

- 大蒜中起抗癌作用的是大蒜素，将大蒜切成片暴露在空气中 15 分钟左右，使其与空气中的氧气结合后生成大蒜素，这样能更好地发挥大蒜的营养价值和抗癌作用。

食用红绿灯

- ☺ 大蒜捣碎后生食防癌抗癌效果更佳。
- ☹ 大蒜不可一次食用过多，否则会影响 B 族维生素的吸收，且对眼睛有刺激作用。
- ☹ 大蒜不宜空腹食用，否则易令胃黏膜受到损害。

蒜香蚕豆

材料　鲜蚕豆 100 克，大蒜 3 瓣。

调料　盐 2 克，醋 5 克。

做法

1 大蒜去皮，切末，加盐、醋调成味汁。

2 鲜蚕豆洗净，去壳，放入凉水锅中大火煮沸，转中火煮 15 分钟至软，捞出沥水。

3 将蚕豆放入盘中，浇上调好的味汁，搅匀即可。

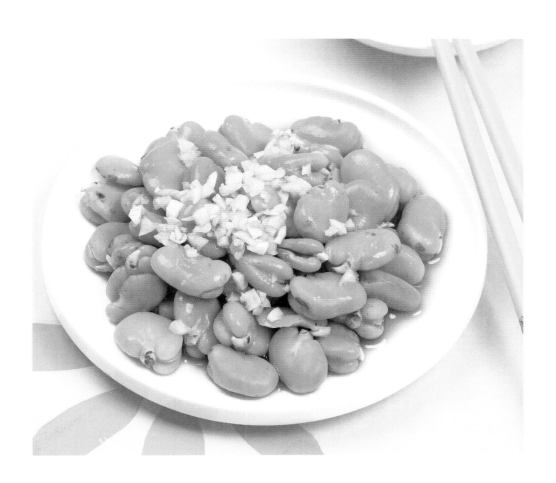

姜

姜辣素有助于抑制癌细胞生长

适宜人群	抗癌有效成分
胃癌、食管癌、肺癌、宫颈癌等患者	姜辣素

性味
性微温，味辛

抗癌功效全知道

姜辣素：可刺激味觉神经，并促进消化液分泌，增强肠胃蠕动，加强消化功能，降低胃癌的发生率；可阻止细胞癌变，预防癌症的发生。

营养师支招

• 姜为"呕家圣药"，对消化系统癌症或接受化疗的癌症患者有止呕的作用。具体方法：榨姜汁，滴在舌头上，慢慢咽下；或含姜片；或用姜煮汤代茶饮。

• 食管癌患者喝些姜汁有助于排痰涎。

• 肺癌患者可以咀嚼姜片，以清除肺中瘀积的痰。

食用红绿灯

☹ 姜不宜一次食用过多，每次10克左右为宜，以免吸收大量姜辣素，引发口干、咽痛、便秘等上火症状。

☹ 冻姜、烂姜不能食用，因为姜腐烂后会产生一种毒性很强的有机物——黄樟素，这种物质能使肝细胞变性、坏死，从而诱发肝癌。

子姜肉丝

材料 猪里脊肉 150 克，子姜 50 克。

调料 盐 2 克，水淀粉 25 克，料酒、葱丝各 10 克，酱油 5 克，鲜汤 20 克，香油少许。

做法

1 猪里脊肉洗净，切丝，放入盐、水淀粉、料酒拌匀上浆后腌制 10 分钟；子姜洗净，切丝；将盐、水淀粉、料酒、酱油、鲜汤放入碗中，调匀成芡汁。

2 锅内倒油烧热，放入浆好的肉丝滑炒散，加入姜丝、葱丝炒至断生。

3 烹入芡汁炒匀，收汁，淋上香油炒匀即可。

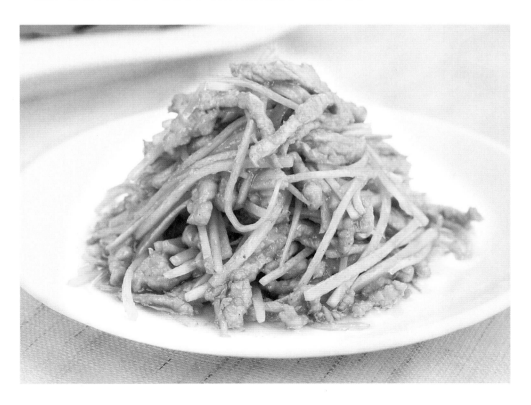

猕猴桃

维生素 C 调节免疫力

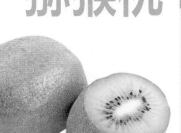

适宜人群	性味
鼻咽癌、胃癌、食管癌、大肠癌、肺癌、肝癌等患者	性寒，味甘、酸
	抗癌有效成分
	维生素 C、蛋白酶

抗癌功效全知道

维生素 C： 有助于抗氧化，保护上皮细胞，调节免疫力，阻断亚硝胺的生成，对预防胃癌有益。

蛋白酶： 可以将食入的动物蛋白水解成易于消化吸收的形式，进而减轻消化道的负担，增强机体对癌细胞的抵抗力。

营养师支招

• 将猕猴桃打成汁，和蜂蜜调匀，加适量水早晚服用，有抗癌消肿的作用。

食用红绿灯

☺ 硬邦邦的猕猴桃口感酸涩，糖分很低，还会让人感觉刺口，因为其含有大量蛋白酶，会分解舌头和口腔黏膜的蛋白质，引起不适感。所以，猕猴桃一定要放熟再吃。

☹ 猕猴桃性寒凉，多食会导致脾胃虚寒、泄泻，所以不宜多食。

猕猴桃杏汁

材料　猕猴桃 200 克，杏 50 克。

做法

1 猕猴桃洗净，去皮，切小丁；杏洗净，去核，切小丁。

2 将猕猴桃丁和杏肉丁一同放入榨汁机中榨汁饮用即可。

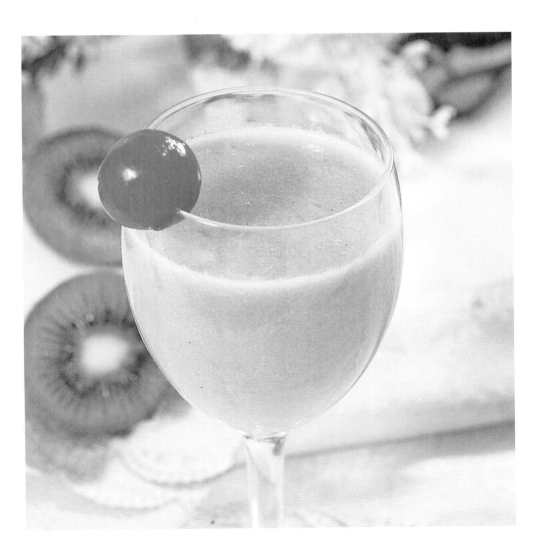

山楂

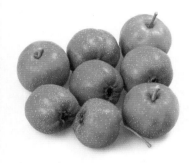

黄酮类防癌抗癌效果好

适宜人群	抗癌有效成分
消化系统癌、宫颈癌等患者	黄酮类、维生素 C
性味	
性微温，味甘、酸	

抗癌功效全知道

黄酮类：能阻断致癌物的合成及代谢活化，抑制细胞信号传导通路，抑制癌细胞增殖，诱导癌细胞凋亡，增强机体免疫功能。

维生素 C：具有抗氧化作用，有助于防癌抗癌。

营养师支招

• 生山楂中所含的鞣酸与胃酸结合容易形成胃结石，很难消化，尤其是胃肠功能弱的人更应该谨慎。最好将山楂煮熟后再吃，营养易被消化吸收，防癌抗癌效果也不错。

• 煮粥时，放上一点山楂，既可以帮助消化，又可以辅助抗癌。

• 煮山楂时不要用铁锅，否则鞣酸与铁结合，既影响营养价值，又影响菜品美观。

食用红绿灯

☺ 吃完山楂后要及时漱口，以防山楂中的酸性物质伤害牙齿。

☹ 胃溃疡、胃酸分泌过多者慎食山楂。

山楂粥

材料 大米 100 克，山楂 50 克，陈皮 5 克。

做法

1 陈皮洗净；大米淘洗干净，用水浸泡 30 分钟；山楂洗净，去子，切块。

2 锅置火上，加适量清水烧开，放入陈皮大火煮 30 分钟，再放入大米煮开，加入山楂块，小火熬煮成粥即可。

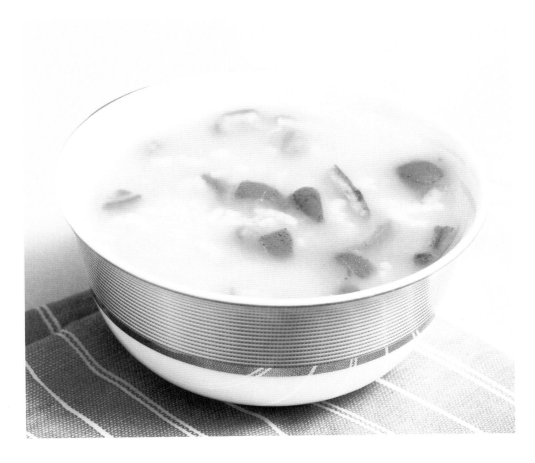

草莓

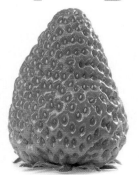

鞣酸可抑制癌细胞分化

适宜人群	抗癌有效成分
鼻咽癌、喉癌、肺癌等患者	维生素 C、鞣酸

性味
性凉，味甘、酸

抗癌功效全知道

维生素 C：可以阻断体内致癌物亚硝胺的合成，破坏癌细胞增殖时产生的特异酶活性，有一定的防癌抗癌作用。

鞣酸：具有较强的抗脂质过氧化、捕捉自由基的能力，抑制多环芳香烃等引起的癌变。

营养师支招

• 将新鲜草莓洗净，切碎放在酸奶中食用，一次 50 克，有益防癌，适合多种癌症患者食用。

• 洗草莓时，应将草莓放在流动的水中，洗前不要摘除果蒂，否则不但味道变差，还会导致维生素 C 流失，不利于防癌抗癌。

食用红绿灯

☺ 草莓富含维生素 C，适合直接生吃。

☹ 草莓一次不宜吃得过多，否则有可能会引起胃肠功能紊乱，导致腹泻。

草莓山楂汤

材料 草莓 100 克，山楂 30 克。

调料 白糖适量。

做法

1 草莓、山楂分别洗净；山楂去子，切两半。

2 锅置火上，倒入适量清水，大火煮沸，放入山楂，转小火煮10 分钟，加草莓煮开。

3 加适量白糖煮化，搅拌均匀即可。

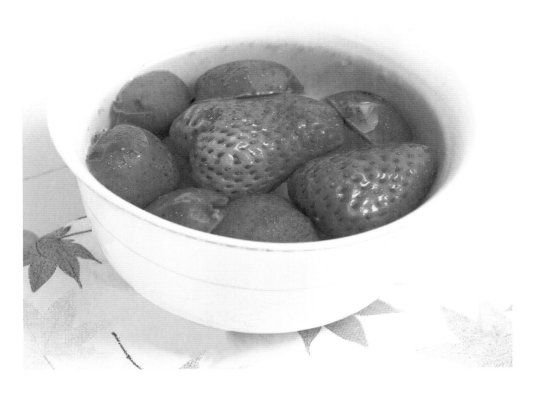

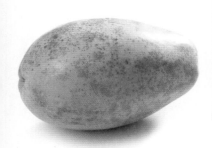

木瓜

番木瓜碱对癌细胞有抑制作用

适宜人群	抗癌有效成分
乳腺癌、宫颈癌、大肠癌、肺癌等患者	番木瓜碱、维生素 C

性味
性温，味酸

抗癌功效全知道

番木瓜碱： 具有抗白血病的抗癌活性，能阻止癌细胞增殖。

维生素 C： 具有阻止亚硝胺合成的作用，有助于预防消化系统癌。

营养师支招

• 木瓜可以生吃，抗癌营养素保留完整，有利于防癌抗癌。

• 木瓜叶可以熬汤。将木瓜叶连茎洗净后切碎，放入锅里加水煲1.5～2小时。适量饮用也能起到防癌抗癌的作用。

食用红绿灯

☺ 入药多采用宣木瓜，也就是北方木瓜，不宜鲜食；食用多为南方木瓜，可以生吃，也可以和肉类一起炖煮。

☹ 胃寒、体虚者慎食木瓜。

木瓜薄荷茶

材料　木瓜 50 克，薄荷叶 5 片。

做法

1 木瓜洗净，去子，切薄片；薄荷叶洗净备用。

2 木瓜片与薄荷叶浸在热水中制成茶即可。

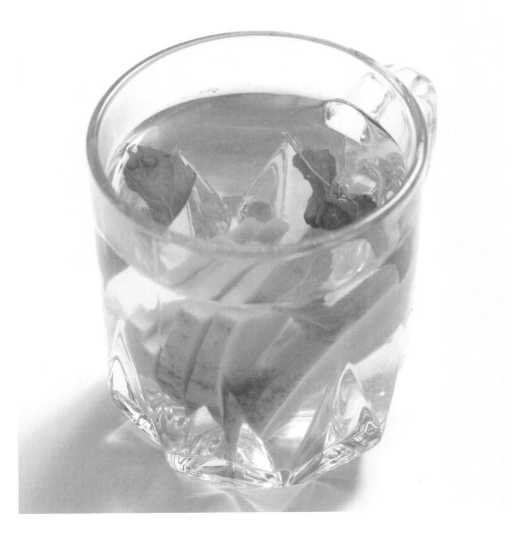

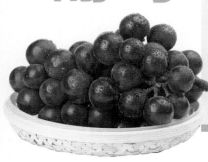

葡萄

白藜芦醇能抑制癌细胞增殖

适宜人群	抗癌有效成分
肺癌、胃癌、白血病、乳腺癌等患者	槲皮素、白藜芦醇

性味
性平，味甘、酸

抗癌功效全知道

槲皮素：具有抗氧化活性，可消除氧自由基，抑制癌细胞的增殖，具有防癌抗癌的作用。

白藜芦醇：是一种天然的抗氧化物，能抑制癌细胞的生长，还能诱导癌细胞凋亡。

营养师支招

• 吃葡萄最好不吐葡萄皮。因为葡萄很多的营养成分储存在表皮中，尤其是有抗氧化效果的花青素、白藜芦醇都主要集中在葡萄皮中，可起到防癌抗癌的作用。

食用红绿灯

☹ 葡萄不宜过多食用，否则易引起腹泻。

☹ 吃完葡萄后最好漱口或者刷牙，以避免有机酸腐蚀牙齿。

葡萄汁

材料　葡萄 250 克。

做法

葡萄洗净，切成两半后，倒入榨汁机中，加入适量饮用水，搅打均匀后倒入杯中即可。

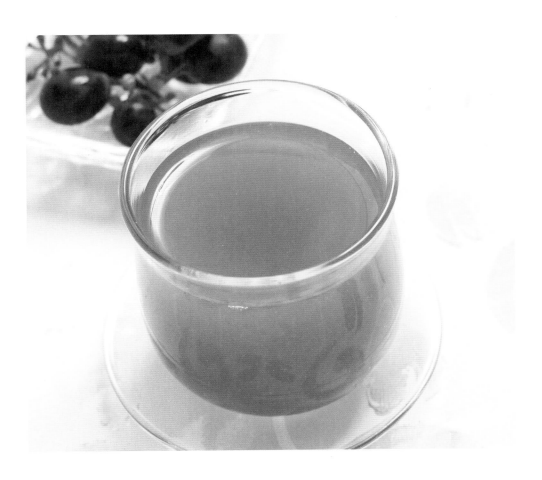

橘子

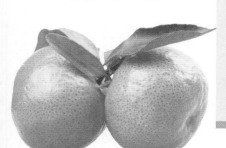

柠檬苦素能抑制和阻断癌细胞的生长

适宜人群	抗癌有效成分
胃癌、喉癌、口腔癌等患者	柠檬苦素、维生素 C

性味
性平，味甘、酸

抗癌功效全知道

柠檬苦素： 能抑制和阻断癌细胞的生长，阻止致癌物对细胞的损伤，起到防癌抗癌的作用。

维生素 C： 能增强人体免疫力，阻止强致癌物亚硝胺的形成，对防治癌症有一定作用。

营养师支招

• 用带皮的橘子榨果汁是防癌抗癌的理想方法。在榨汁的过程中，橘子的皮、核全被绞碎，各种营养物质易溶解在果汁中。

食用红绿灯

☺ 感冒时，可将晒干的橘子皮用热水冲泡饮用，能起到缓解作用。

☹ 橘子不宜一次食用过多，否则容易引发口腔炎、牙周炎等。

草莓橘子酸奶

材料 橘子100克，草莓50克，酸奶200克。

做法

1 草莓去蒂，洗净，切丁；橘子洗净（不去皮和核），切小块。

2 将草莓丁、橘子块和酸奶一同放入榨汁机中打匀即可。

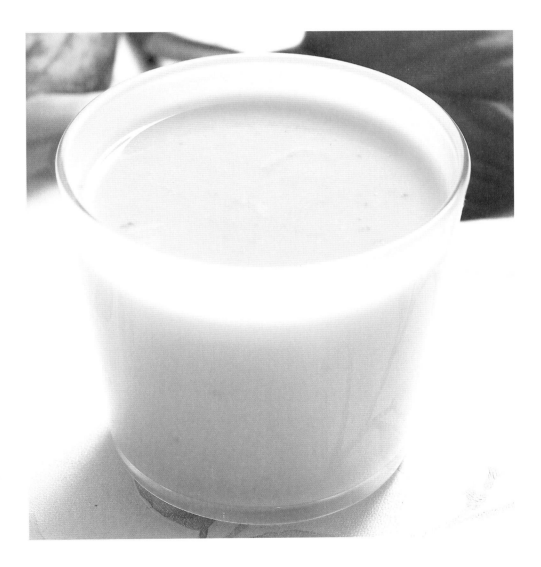

绿茶

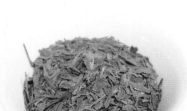

茶多酚诱导癌细胞凋亡

适宜人群	性味
乳腺癌、前列腺癌、口腔癌、膀胱癌、胃癌等患者	性微寒，味甘、苦
	抗癌有效成分
	茶多酚

抗癌功效全知道

茶多酚：有强抗氧化活性，能清除机体产生的自由基，从而保护细胞膜，能阻断致癌物的合成及代谢活化，抑制癌细胞的增殖，诱导癌细胞凋亡，调节机体免疫力，起到防癌抗癌的作用。

营养师支招

- 对于癌症患者来说，可以喝点绿茶，对于抗癌药物的不良反应，有一定的缓解效果，可以减少对身体的伤害。

- 绿茶宜淡茶热饮，防癌抗癌效果更好。

食用红绿灯

- ☹ 不要用绿茶送服药物，服药前后1小时内不要饮茶。
- ☹ 隔夜茶不宜饮用，因为隔夜茶容易滋生细菌，引发中毒。
- ☹ 空腹时不宜饮用浓茶，否则会抑制胃液分泌，导致食欲不振。

绿茶娃娃菜

材料　娃娃菜 200 克，绿茶、枸杞子各 5 克，熟海带丝 20 克。

调料　葱段、姜片各适量，盐 2 克。

做法

1　娃娃菜洗净，焯水过凉；绿茶用开水泡好；枸杞子泡发。

2　锅内倒油烧热，用葱段、姜片炝锅，下娃娃菜、枸杞子炒匀，加水，放盐调味。

3　熟海带丝放入盘底，上面摆好娃娃菜，原汤撇净浮沫和葱、姜，倒入绿茶水，浇在菜上即可。

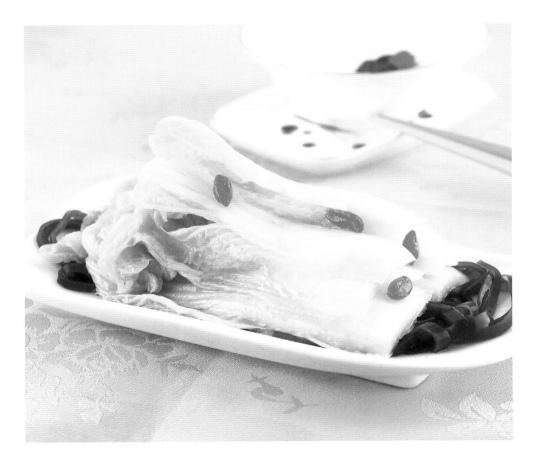

四季饮食吃对了，轻松防癌抗癌

春季：饮食清淡、多食蔬果

春季应以养肝为先，俗话说"一年之计在于春"，肝脏是生命之源，呵护好肝脏是身体健康的基础。

癌症患者应该坚持清淡饮食，多食蔬果，保护肝脏健康，调节机体免疫力，这样对抗癌症才有坚实的基础。可多食韭菜、春笋、绿豆芽等。

● 养肝莫忘调脾胃

中医认为，春季对应的脏器是"肝"，同时又认为脾胃是后天之本，是"气血生化之源"，脾胃健旺，脏腑才能强盛，因此，春季在养肝的同时也不能忘记健脾胃。

● 怎么吃好每天三顿饭

1. 饮食宜清淡，可适当多吃些粥。

2. 保证摄入充足的优质蛋白质，可选奶类、蛋类、鱼肉、禽肉等食物。

3. 适当多吃些应季的新鲜蔬菜，如芹菜、菠菜、香椿、荠菜等，以增强抵抗力。

夏季：多食养心安神的食物

夏季以养心、护心为主，癌症患者应该多吃些养心安神的食物，增强食欲，滋养身体，更好地对抗癌症。可多食苦瓜、红枣、番茄、生菜等。

● 多吃"苦"，有效败心火

中医认为夏属火，与五脏中的"心"相对应。夏天心火最易旺盛，当气温升高后，人们极易烦躁不安，也容易伤及心脏。因此，在整个夏季要特别注重对心脏的养护。中医认为，苦味入心，夏季食苦可泻心火，不仅能缓解因疲劳和烦闷带来的不良情绪，还能祛暑除热、清心安神、清肺、健脾胃。因此，夏季可适当吃些苦味食物，如苦瓜、莲子心、荞麦等。

● 怎么吃好每天三顿饭

1. 饮食宜清淡，可适当多喝些汤汤水水。

2. 养心可以多喝牛奶，多吃豆制品、鸡肉、瘦畜肉等，既能补充营养，又可起到强心的作用。

3. 夏季蔬果丰富，多吃新鲜的蔬菜、水果及粗粮，既可增加膳食纤维、维生素 C 和 B 族维生素的供给，起到预防动脉硬化的作用，又能滋润肌肤，防止晒伤。

秋季：多吃滋阴润肺的食物

秋季气候干燥，应该多吃些防秋燥的食物，如芝麻、蜂蜜、莲藕、梨、鸭肉等。

● 进补不能乱补

夏季天气炎热，人们往往食欲缺乏，到了秋季，天气转凉，人们食欲大振，同时为了迎接寒冷冬季的到来，人们开始敞开胃口来进补，这就是"贴秋膘"。但是，进补不能盲目，要有选择性，否则很容易造成脂肪堆积、热量过剩，尤其是"三高"患者及体虚的老年人更要注意。比如，在肉类的选择上，既可选择脂肪含量低的鸭肉、兔肉、鸡肉等，也可以适当吃些鱼类等。

● 秋燥要防

秋季天气干燥，容易出现口干、鼻干、咽干等现象，这就是秋燥症状。要缓解秋燥症状，在饮食上应以滋阴润燥为首要目标。

● 怎么吃好每天三顿饭

1.饮食多样化，营养要均衡。

2.多吃些滋阴润燥的食

物，如银耳、核桃、蜂蜜等，可以起到滋阴润肺、防燥养血的作用。

3. 少食辛味食物，防燥护肝。辛味食物，如葱、姜、蒜、韭菜、辣椒等吃得过多，会使肺气更加旺盛，这会伤及肝气，故要摄取有度，不可多食。

冬季：多食防寒保暖的食物

在冬季，不仅身体的某些部位会感觉寒冷，内脏器官也会受到寒冷空气的侵袭，因此，暖身防寒是整个冬季养生的首要目标。可吃些防寒保暖的食物，如白萝卜、栗子、土豆、红枣等。

● 寒冬打响"保胃"战

冬季天气寒冷，容易引发一些胃部疾病，因此，一定要避风寒，保养胃气。可多吃些温热驱寒的食物，如姜、蒜、胡椒、羊肉、虾、韭菜等来增强人体阳气。此外，还可以多喝一些红茶，能起到暖胃之功效。

● 抗感冒势在必行

冬季人体容易受寒邪侵袭，引起感冒，因此，可多吃些能调节免疫力的食物。比如可多摄入蛋白质，尤其是优质蛋白质。富含优质蛋白质的食物有奶类、蛋类、鱼虾类、瘦肉、大豆及其制品等。

● 怎么吃好每天三顿饭

1. 冬季以增加热量为主，可适当多摄入富含碳水化合物、脂肪和蛋白质的食物，以增强人体的耐寒力和抗病力。

2. 饮食宜温热松软，忌食生冷坚硬的食物，如冷饮、生黄瓜等，否则会令脏腑血流不畅，损伤脾胃。

3. 冬季宜进补温热之品，如牛肉、羊肉等，还宜多进食一些富含维生素的食物，如大白菜、橙子等，以调节人体免疫力，预防感冒。

PART 4

小中药的抗癌大世界，别说你不懂

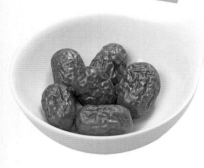

红枣

三萜类物质抑制癌细胞增殖

适宜人群	抗癌有效成分
大肠癌、胃癌、肝癌等患者	三萜类物质
性味	
性温，味甘	

抗癌功效全知道

三萜类物质：通过抑制癌细胞增殖，防止癌细胞转移扩散，诱导癌细胞凋亡等来发挥抗癌作用。

营养师支招

• 红枣可以煮水。将红枣表皮划几道，然后放入沸水中煮至红枣软烂，连汤带枣一起吃，有利于防癌抗癌。

食用红绿灯

☺ 对于有胃虚食少、心悸怔忡、脾弱便溏、饮食无味症状的癌症患者均有效。

☹ 红枣含糖量高，对牙齿有一定危害，不宜多吃，且吃后应及时漱口。

灵芝

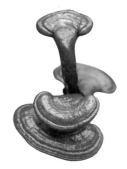

灵芝多糖能激活巨噬细胞活性

适宜人群	抗癌有效成分
脑癌、肺癌、乳腺癌、直肠癌等患者	灵芝多糖
性味	
性平，味甘	

抗癌功效全知道

灵芝多糖： 能帮助调节免疫功能，提高人体的抗癌能力；还能激活巨噬细胞，清除自由基，保护细胞，起到防癌抗癌的作用。

营养师支招

• 灵芝、干木耳、干银耳各 6 克，蜜枣 6 枚，猪瘦肉 200 克。灵芝洗净切片，放入砂锅内加清水浸泡 30 分钟。猪瘦肉洗净，切块后放入锅内；木耳、银耳泡发、去蒂、撕成小朵，与蜜枣一同放入锅内，煮沸后转小火保持沸腾 1 小时即可。这款灵芝双耳汤能滋补肺、胃，具有防癌抗癌等功效。

食用红绿灯

☹ 患有顽固性皮肤瘙痒者不宜食用灵芝。

☹ 有外感病如感冒、发热等的人不宜食用灵芝。

枸杞子

枸杞多糖抑制癌细胞的生成和扩散

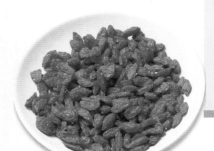

适宜人群		抗癌有效成分
胃癌、宫颈癌等患者		枸杞多糖
性味		
性平，味甘		

抗癌功效全知道

枸杞多糖：对免疫系统有调节作用，既能激活巨噬细胞、T 淋巴细胞、B 淋巴细胞、自然杀伤细胞等免疫细胞，又能促进细胞因子生成，活化补体，从而起到抗癌作用。

营养师支招

• 枸杞子经常被用来泡酒、泡茶，也可在煮粥或汤、做菜的时候放入，不仅有滋补效果，还能防癌抗癌。

食用红绿灯

☺ 枸杞子摄入应适量，比较好的食用方法是加入粥饭、汤羹里，滋补又明目。

☹ 感冒发热、身体有炎症、腹泻的人不宜食用。

人参

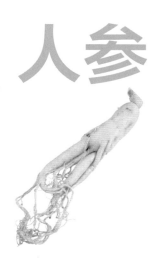

人参多糖可诱导癌细胞凋亡

适宜人群	性味
中、晚期癌症患者或广泛转移者，以及手术或放、化疗后的癌症患者	性平，味甘、微苦
	抗癌有效成分
	人参多糖、人参皂苷

抗癌功效全知道

人参多糖： 具有调节免疫功能，诱导癌细胞凋亡，抑制癌细胞浸润和转移的作用。

人参皂苷： 促进癌细胞凋亡，抑制癌细胞增殖，提高对药物的敏感性。

营养师支招

• 癌症患者食用人参的正常剂量为3～10克，或煎汤服，或切片含服，或研粉吞服，或制成片剂口服。

食用红绿灯

☺ 人参叶中也含有和人参相同的皂苷，具有解酒的功效。

☹ 食用人参不宜饮茶，否则会影响人参的功效。

芦荟

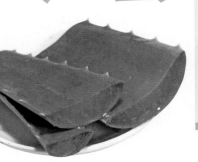

芦荟苷可调节抗癌免疫力

适宜人群	抗癌有效成分
肝癌、胃癌、大肠癌、淋巴癌等患者	芦荟苷

性味
性寒，味苦

抗癌功效全知道

芦荟苷： 能调节人体细胞免疫力，促进免疫细胞的分化和增殖，激活巨噬细胞，发挥其抗癌的活性。

营养师支招

• 芦荟抗癌的食用方法以煎汁或研末服用为主，煎服常用量为9克，研末常用量为2～5克。

食用红绿灯

☺ 芦荟略带苦味，去掉绿皮后用水煮3～5分钟，可去除苦味。

☹ 成人每日食用量不宜超过15克，否则会引起腹泻或腹痛。

茯苓

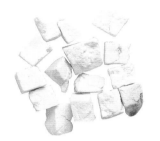

茯苓多糖可抑制癌细胞的生长

适宜人群	性味
皮肤癌、膀胱癌、子宫内膜癌、鼻咽癌、食管癌、胃癌等患者	性平，味甘、淡
	抗癌有效成分
	茯苓多糖

抗癌功效全知道

茯苓多糖：能增强巨噬细胞识别功能，提高巨噬细胞的吞噬率，诱导癌细胞凋亡，起到防癌抗癌的作用。

营养师支招

· 茯苓防治癌症的食用方法以煎汁内服为主。煎服常用剂量为每日 15～20 克。

食用红绿灯

☺ 茯苓块在煎煮时有效成分很难煎出，因此应先将其制成薄片或打碎成小块再煎制。

☹ 茯苓不宜和醋一同食用，否则会降低茯苓的功效。

鱼腥草

清热解毒、预防肺部癌症

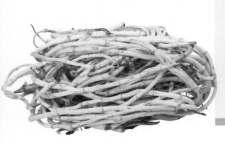

适宜人群	抗癌有效成分
肺癌、肝癌、胃癌等患者	鱼腥草素

性味
性微寒，味辛

抗癌功效全知道

鱼腥草素： 能提高体内巨噬细胞吞噬能力，增强身体抗感染的能力，起到防癌抗癌的作用。

营养师支招

- 鱼腥草抗癌以复方煎汁服用为主，常用剂量为干品 15～30 克，鲜品 30～50 克。

食用红绿灯

☹ 鱼腥草性寒凉，不宜多食。

冬虫夏草

虫草多糖抑癌效果不错

适宜人群	性味
鼻咽癌、肺癌等患者，体虚正气不足的晚期癌症患者	性温，味甘
	抗癌有效成分
	虫草多糖

抗癌功效全知道

虫草多糖：能调节机体免疫力，刺激免疫细胞增殖，增强机体抵抗力，起到抗癌的作用。

营养师支招

- 冬虫夏草抗癌可以煎煮、研末，每次煎煮服用5～10克，研末服用2～3克。

食用红绿灯

- ☺ 女性若为肝肾阴虚者，食用冬虫夏草可调和阴阳、固本培元。
- ☹ 冬虫夏草不能和白萝卜同食，否则会影响冬虫夏草的吸收。

金银花

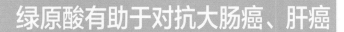

绿原酸有助于对抗大肠癌、肝癌

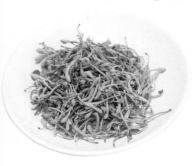

适宜人群	性味
鼻咽癌、腮腺癌、肺癌、大肠癌、肝癌、白血病、妇科癌症及癌症发热等患者	性寒，味甘
	抗癌有效成分
	绿原酸

抗癌功效全知道

绿原酸： 可通过抑制活化酶来抑制致癌物黄曲霉毒素和苯并芘；还可通过降低致癌物的利用率及其在肝脏中的运输来达到防治癌症的目的。

营养师支招

• 金银花抗癌以复方煎汁服用为主。常用剂量为干品 15～30 克，鲜品加倍。

食用红绿灯

☺ 金银花适用于各种热性病。

☹ 金银花药性偏寒，不适合长期饮用。

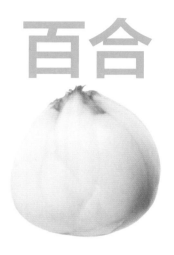

百合

秋水仙碱诱导癌细胞凋亡

适宜人群	抗癌有效成分
白血病等患者	秋水仙碱

性味
性寒，味甘

抗癌功效全知道

秋水仙碱：能抑制细胞分裂，干扰癌细胞代谢，从而诱导癌细胞凋亡。

营养师支招

• 用鲜百合煮汤饮用，或者用百合同大米煮粥，可以适量加入冰糖或蜂蜜，常服有润肺生津之效，有助于缓解放疗的不良反应。

食用红绿灯

☺ 常用于煮粥或凉拌，也可炒食。

☺ 鲜百合烹饪时，将鳞片剥下，撕去外层薄膜，洗净后用沸水略焯，可去除苦涩味。

☺ 百合最适宜在秋季食用，尤其以新鲜百合的食疗效果更好。

补骨脂

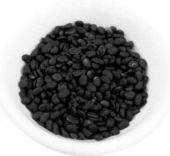

补骨脂素抑制癌细胞效果佳

适宜人群	抗癌有效成分
食管癌、肾癌、大肠癌、甲状腺癌等患者	补骨脂素

性味	
性温，味苦、辛	

抗癌功效全知道

补骨脂素： 能刺激免疫系统识别和攻击癌细胞，阻止癌细胞的增殖和扩散，有利于防癌抗癌。

营养师支招

• 补骨脂研末或者煮汤喝，防癌抗癌效果佳。

食用红绿灯

☹ 阴虚下陷、内热烦渴、眩晕气虚者慎用补骨脂。

白芷

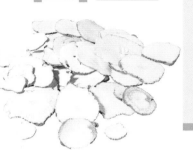

生物碱抑制癌细胞增殖

适宜人群	抗癌有效成分
鼻咽癌、乳腺癌、骨癌、宫颈癌等患者	生物碱

性味	
性温，味辛	

抗癌功效全知道

生物碱： 能抑制癌细胞的增殖，有助于防癌抗癌。

营养师支招

• 白芷煮汤或者研末服用，抗癌效果较好。

食用红绿灯

😞 气虚血热、阴虚阳亢者慎用。

蒲公英

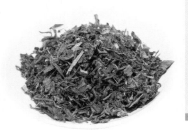

蒲公英多糖抑制癌细胞生长

适宜人群		抗癌有效成分
乳腺癌、肺癌等患者		蒲公英多糖
性味		
性寒，味苦、甘		

抗癌功效全知道

蒲公英多糖：一种免疫促进剂，能抑制癌细胞增殖，诱导癌细胞死亡，进而降低癌症的发生率。

营养师支招

• 蒲公英可生吃、炒食、做汤、炝拌，风味独特。

• 将蒲公英嫩茎叶洗净焯水后剁碎，加作料调成馅（也可加肉）包饺子或包子都行。

食用红绿灯

☹ 阳虚体寒、脾胃虚弱者慎用。

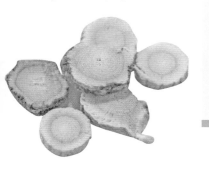

黄芪

黄芪多糖具有抗癌功效

适宜人群	抗癌有效成分
鼻咽癌、肺癌、宫颈癌等患者	黄芪多糖
性味	
性微温，味甘	

抗癌功效全知道

黄芪多糖： 有广泛的生物活性，可以提高机体免疫力；和其他化学药物一起使用，可以减少化疗药物的不良反应，并且能增强其抗癌效果。

营养师支招

• 食用黄芪防治癌症应以单味煎服或复方煎服为主，一般剂量为10～30克。研末吞服量为每次3克，每日2次。

食用红绿灯

☺ 气虚体弱者适宜食用。

☹ 大量食用会导致腹胀和食欲减退。

白术

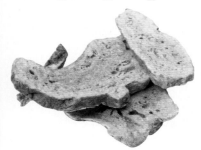

挥发油调节机体的抗癌能力

适宜人群	性味
食管癌、胃癌、肝癌、胰腺癌、大肠癌等患者	性温，味甘、苦
	抗癌有效成分
	挥发油

抗癌功效全知道

挥发油：能降低癌细胞的增殖率，延缓癌细胞的侵袭性，提高机体抗癌能力；对于因化疗或放疗引起的白细胞下降有改善功效。

营养师支招

• 白术适量研成细末，用温水送服，每次2～3克，每日2次，可增强肌力，抗癌效果也好。

食用红绿灯

☹ 腹胀、气滞饱闷等癌症患者不宜食用。

PART 5

不同人群的
防癌食疗方

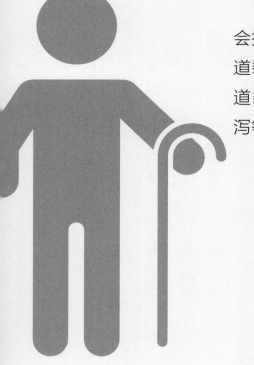

老人

以易吸收为准

随着年龄的增长，人抵御疾病侵袭的能力逐渐下降，各种疾病也就跟着找上门来。合理饮食是维持老年人健康的基础，有助于延缓衰老。

1. 顺其自然，饮食以易消化吸收为主，这是一般老年人的饮食原则。

2. 注意饮食均衡，食物要多样化，注意荤素搭配、粗细搭配、干稀搭配、色泽搭配，食物以清淡、新鲜、温软为主。

3. 坚持"少食多餐"的饮食习惯，不要多食少餐，这样可以让食物更容易被肠胃消化，让气血正常运化。

4. 食物不宜过热和过冷。过热的食物会损伤消化道黏膜，长期食用可导致消化道黏膜恶性病变；过冷的食物会使消化道黏膜、血管痉挛，从而导致胃痛、泄泻等。

番茄洋葱汤

材料　番茄、洋葱各 50 克，鸡蛋 1 个。

调料　盐、白糖各 3 克，番茄高汤适量。

做法

1 番茄洗净，焯烫后去皮，切块；洋葱去外皮和蒂，洗净，切碎；鸡蛋打成蛋液。

2 锅置火上，倒入番茄高汤大火煮沸，加入洋葱碎、番茄块，转小火煮 2 分钟。

3 待汤煮沸后加入鸡蛋液，搅拌均匀，加盐、白糖调味即可。

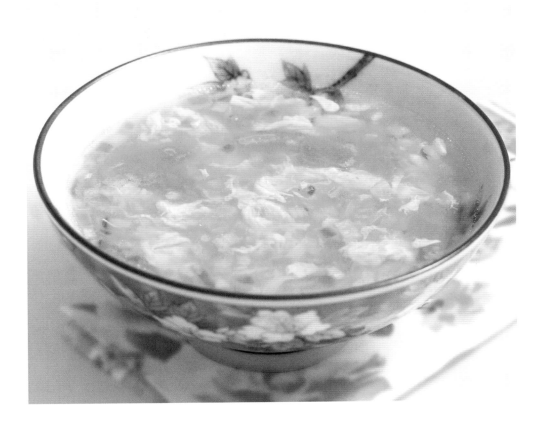

红烧日本豆腐

材料 日本豆腐 300 克，柿子椒、彩椒各 25 克。

调料 淀粉、水淀粉各适量，蚝油、生抽各 5 克，葱段 15 克。

做法

1 日本豆腐洗净，切块；柿子椒、彩椒洗净，去蒂除子，切小片备用。

2 淀粉倒入盘中，把日本豆腐倒进去，小心地用手为豆腐裹上一层淀粉。

3 锅内倒油烧热，放豆腐块，保持中火煎 2 分钟定形，变金黄色，捞出沥干控油。

4 锅留底油，烧至七成热，爆香葱段，放入柿子椒片、彩椒片爆炒，倒入日本豆腐块，加入蚝油、生抽，用水淀粉勾芡即可。

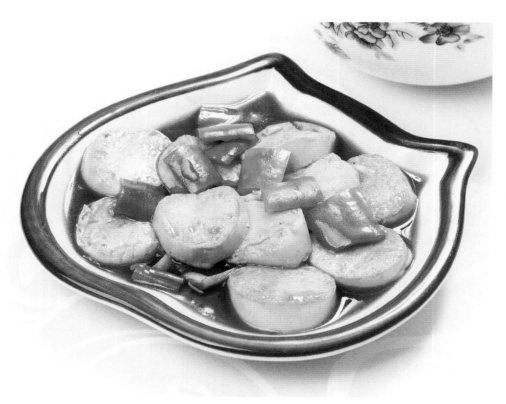

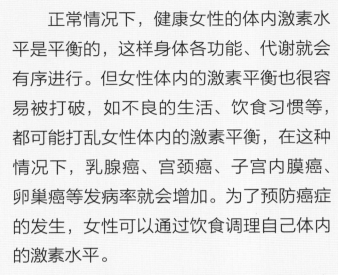

女性
激素平衡 维持体内

正常情况下，健康女性的体内激素水平是平衡的，这样身体各功能、代谢就会有序进行。但女性体内的激素平衡也很容易被打破，如不良的生活、饮食习惯等，都可能打乱女性体内的激素平衡，在这种情况下，乳腺癌、宫颈癌、子宫内膜癌、卵巢癌等发病率就会增加。为了预防癌症的发生，女性可以通过饮食调理自己体内的激素水平。

1. 多吃粗粮保持肠道健康。粗粮富含膳食纤维，能加速肠胃蠕动，保持大便通畅，有利于体内毒素排出，调节内分泌。粗粮有糙米、燕麦、玉米、荞麦等。

2. 多吃水果有助于保持内分泌平衡。水果可以缓解女性激素分泌衰弱，补充元气，保持精力充沛，如芒果、香蕉等。

芒果柠檬汁

材料 芒果 100 克，柠檬 60 克，橙子 150 克。

做法

1 芒果去皮除核，切块；柠檬、橙子分别去皮除子，切块。

2 将上述食材全部倒入榨汁机中，加入少量饮用水，搅打均匀后倒入杯中即可。

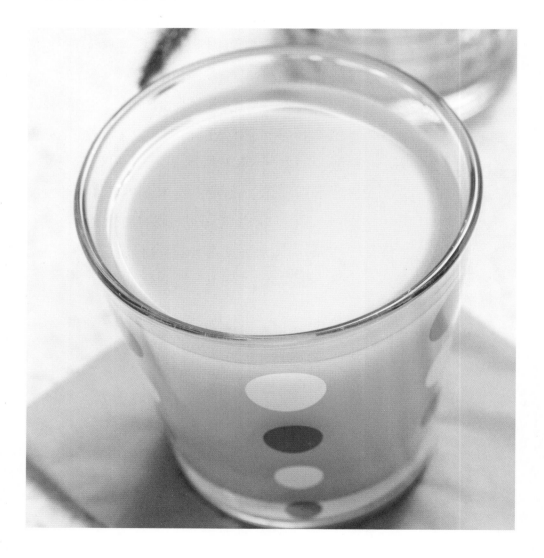

蒜蓉西蓝花

材料　西蓝花 400 克，大蒜 20 克。

调料　盐 2 克。

做法

1　西蓝花洗净，掰成小朵，沥干；大蒜去皮，洗净，剁为蒜蓉。

2　锅内倒油烧热，爆香蒜蓉，放入西蓝花略炒，加盐调味，放少许水，炒至变软即可。

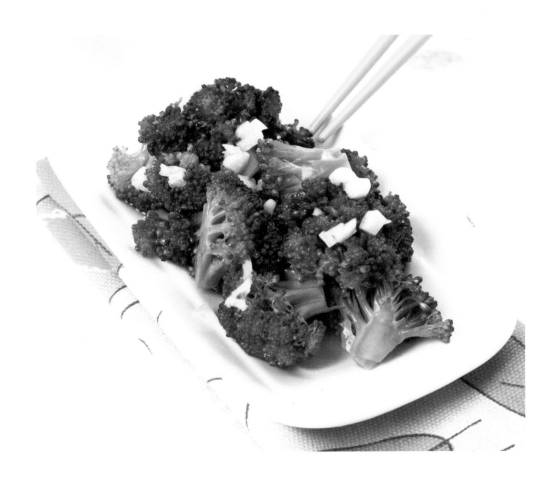

白领

限制动物性食物

当今城市白领人群往往应酬较多，高蛋白、高脂肪食物摄入过多，常因营养过剩导致肥胖、糖尿病、脂肪肝和癌症等疾病，且发病呈低龄化趋势。研究显示，肥胖是导致癌症的主要危险因素之一，且与乳腺癌、胰腺癌、子宫内膜癌、结肠癌等发病密切相关。

1. 膳食中脂肪摄入量应控制在总热量的30%以下。

2. 多食新鲜蔬果，它们是多种癌症的保护因素，包括消化系统癌症、呼吸系统癌症以及与内分泌有关的癌症。

3. 建议白领饮食适当偏素，但不主张偏食，要适度控制食物的摄入总量。

4. 不建议长期节食减肥，或只吃素食等。

糖醋胡萝卜丁

材料 胡萝卜 250 克，香菇 100 克，豌豆 20 克，面粉 50 克。

调料 醋 20 克，白糖、酱油各 10 克，淀粉、水淀粉各 5 克。

做法

1 胡萝卜洗净，切丁；香菇洗净，去蒂，切块；豌豆洗净。

2 胡萝卜丁沸水中焯熟，过凉捞出，加面粉、淀粉和水挂浆。

3 将醋、白糖、淀粉和酱油倒入碗中，对成糖醋汁。

4 锅置火上，放油烧热，倒胡萝卜丁翻炒。

5 下香菇块、豌豆煸炒至熟，淋上糖醋汁，加水淀粉勾芡即可。

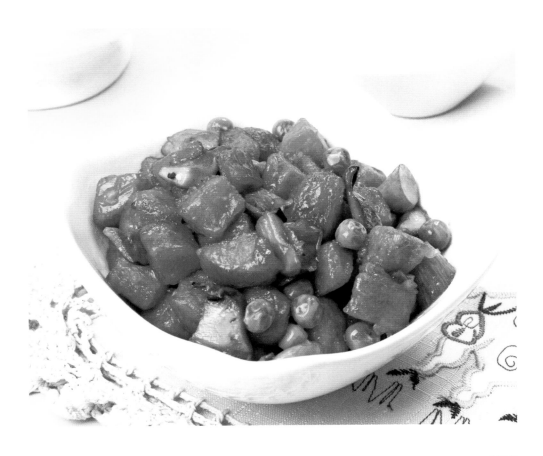

毛豆烧丝瓜

材料 丝瓜 250 克，毛豆粒 100 克。

调料 葱丝、姜末各 5 克，盐 2 克，水淀粉适量。

做法

1 丝瓜洗净，去皮，切滚刀块；毛豆粒洗净，焯水后捞出沥干。

2 锅内倒油烧热，煸香葱丝、姜末，下丝瓜块炒软，放毛豆粒、水烧 10 分钟，加盐，用水淀粉勾芡即可。

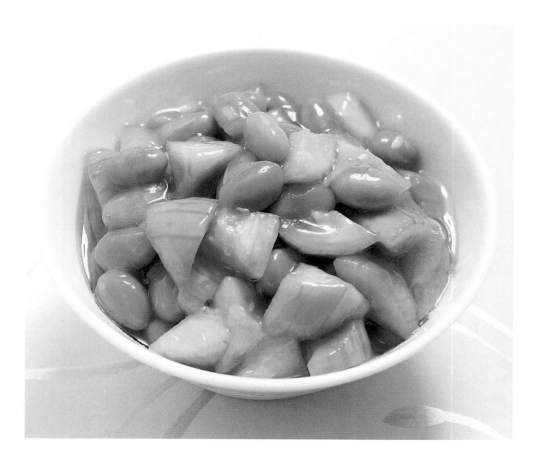

儿童

确保营养

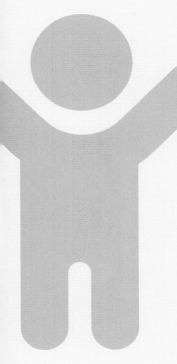

现在癌症的发病率不仅高，且有低龄化趋势。我国儿童癌症发病率不低，其中白血病占大多数。这主要与环境污染、不良的生活方式、遗传、缺乏运动、基因变化等有关系。

1. 保证充足的营养才能促进孩子的生长发育。如增加大豆制品、鱼类、蛋类、畜禽肉及牛奶等富含优质蛋白质的食物的摄入。

2. 远离快餐类食物，这些食物往往脂肪含量过多且高盐，不利于营养均衡，如汉堡、炸薯条、烧烤肉类等。

3. 根据孩子的年龄、营养状况及癌症类型，在确保营养的同时，注意摄取含抗氧化物质多的食物，如番茄、西蓝花、大白菜等。

牛奶蒸蛋

材料　鸡蛋2个，牛奶200克，虾仁3个。

调料　香油1克，白糖2克。

做法

1 鸡蛋打入碗中，加牛奶、白糖搅匀；虾仁洗净。

2 鸡蛋液入蒸锅大火蒸约2分钟，此时蛋羹已略成形，将虾仁摆放在上面，转中火蒸5分钟，出锅前淋上香油即可。

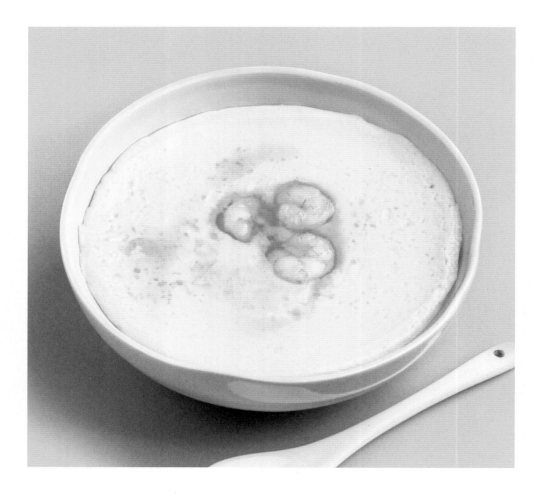

牛奶豆浆

材料　黄豆 40 克，牛奶 250 克。

调料　白糖适量。

做法

1 黄豆洗净，用清水浸泡 10~12 小时。

2 把浸泡好的黄豆倒入全自动豆浆机中，加水至上下水位线之间，煮至豆浆机提示豆浆做好，依个人口味加白糖调味，待豆浆凉至温热，倒入牛奶搅拌均匀后饮用即可。

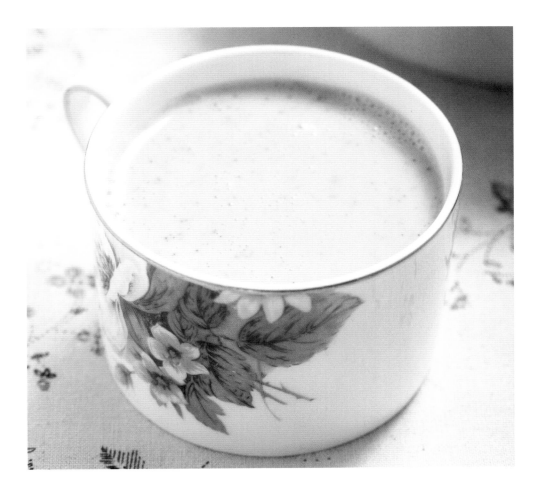

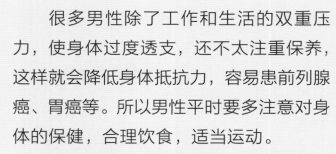

男性

多补钙补锌

很多男性除了工作和生活的双重压力，使身体过度透支，还不太注重保养，这样就会降低身体抵抗力，容易患前列腺癌、胃癌等。所以男性平时要多注意对身体的保健，合理饮食，适当运动。

1. 适当摄入蛋白质。可选择肉、奶、蛋、大豆及其制品，这些食物都是优质蛋白质来源。

2. 多吃蔬菜。蔬菜中含有丰富的维生素和膳食纤维，对细胞的新陈代谢和身体健康极为重要。

3. 适量补锌，可以增强男性的性功能，辅助治疗阳痿。另外，它还有助于提高人体抗病能力，预防前列腺癌等。富含锌的食物有牡蛎、扇贝、动物肝脏、牛肉、鸡肉、鱼类、坚果等。

4. 适量补钙有助于防癌抗癌。研究表明，摄入充足的钙可以预防结肠癌等癌症。富含钙的食物有大豆及其制品、鱼类、芝麻、奶制品等。

牡蛎拌饭

材料 牡蛎、大米各 100 克，白芝麻 2 克。

调料 酱油、葱花、蒜蓉各 5 克，香油、胡椒粉、盐各 1 克。

做法

1 牡蛎用盐水冲洗干净，取肉，沥干水分。

2 大米淘洗干净，放入电饭锅中，加入牡蛎肉一起蒸熟。

3 锅内倒油烧热，爆香葱花、蒜蓉，加适量水，放入香油、白芝麻、胡椒粉、酱油调成味汁。

4 吃的时候将味汁浇在牡蛎饭上，拌匀即可。

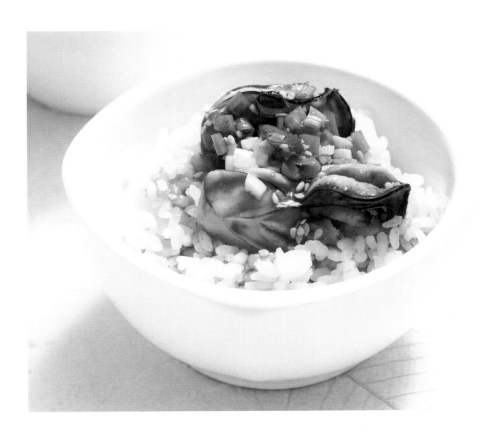

银耳红枣牛肉汤

材料　牛肉 200 克，红枣 7 枚，干银耳 5 克，胡萝卜 50 克。

调料　盐 3 克，姜片、料酒各适量。

做法

1 牛肉洗净，切小块；红枣洗净，泡片刻；干银耳泡发，洗净，
　去蒂，撕小朵；胡萝卜洗净，切片。

2 将牛肉块、红枣放入砂锅，加水烧沸后转小火慢炖 1 小时，放
　料酒、姜片、银耳、胡萝卜片炖至牛肉熟烂，加盐调味即可。

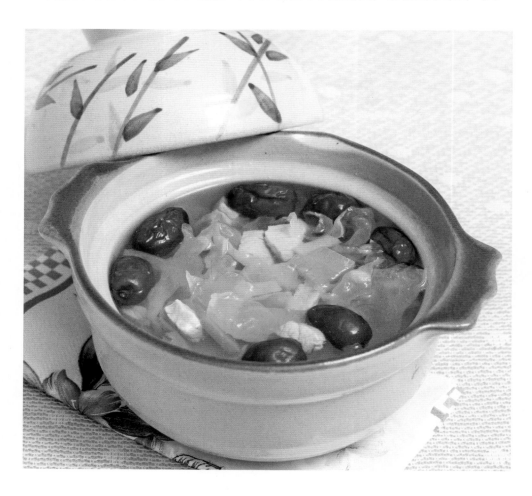

PART 6

抗癌的不同阶段，
饮食也不同

化疗前 补益气血强体质

　　癌症患者在进行化疗前要增加营养，在平衡膳食的基础上可以吃些补益气血、增强体质的食物。因为生病后患者的免疫力低下，进行化疗不仅会伤害患者的身体，还会降低化疗效果，所以在化疗前应尽量多摄入营养，使机体有良好的营养储备，增强疗效。

多摄入富含蛋白质的食物，增强体质

　　蛋白质为身体提供热量，且构成抗体，增强机体的免疫力，增强体质，所以癌症患者化疗前应多吃富含蛋白质的食物，如畜禽肉、蛋类、鱼类、奶类、大豆类等。

多吃健脾补肾的食物，补益气血

　　1. 癌症患者化疗时会产生很多有毒物质，保护肾脏尤为重要，可以吃些黑米、黑豆、黑芝麻、猪肝、枸杞子等。

　　2. 癌症患者化疗前吃些滋养脾胃的食物，如小米、小麦、白扁豆等，有利于增强体质。

酱爆肉丁

材料　猪瘦肉 250 克，胡萝卜 100 克，柿子椒 30 克。

调料　甜面酱 10 克，料酒 8 克，葱末、姜末、蒜末、淀粉各 5 克，盐 2 克。

做法

1 猪瘦肉洗净，切丁，用淀粉、料酒、葱末、姜末、蒜末、盐拌匀。

2 胡萝卜洗净，切丁；柿子椒洗净，去蒂除子，切丁。

3 锅置火上，倒油烧热，放胡萝卜丁煸炒至软，盛出。

4 锅内倒油烧热，放肉丁炒变色，加甜面酱煸炒，放胡萝卜丁和柿子椒丁炒熟，放盐调味即可。

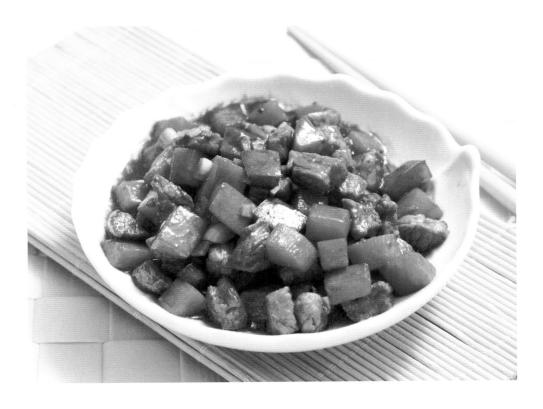

百合干贝蘑菇汤

材料 干贝50克，枸杞子5克，干香菇3朵，鸡蛋1个，干百合、菊花各少许。

调料 盐2克，高汤、酱油各适量。

做法

1 干贝洗净，浸泡4小时，变软后捞出，沥干；鸡蛋打成蛋液；干香菇泡发，洗净，去蒂，切丝，沥干；干百合和枸杞子洗净，浸泡至软；菊花冲洗一下。

2 锅置火上，加适量水和高汤，煮沸后加入干贝、香菇丝、百合、枸杞子煮熟，将蛋液慢慢倒入锅中打成蛋花，烧煮片刻后放入酱油和盐调味，放入菊花即可。

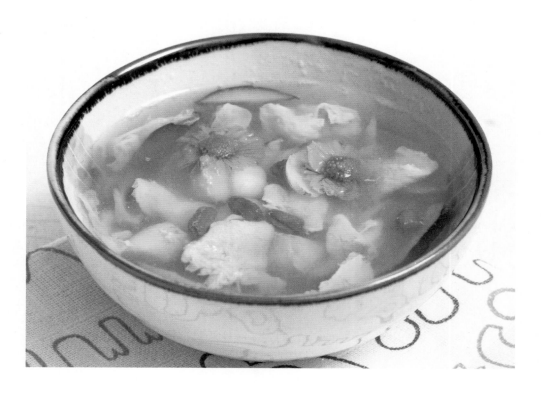

化疗后 加强营养助元气

化疗后，癌症患者身体虚弱，加强营养补充元气变得非常重要。

多吃防癌抗癌的食物

化疗后，除了保证各种营养的供给外，还要补充防癌抗癌的维生素和微量元素，调节机体免疫力。可多摄入红薯、山药、薏米、芹菜、牛蒡、大蒜、芦笋、番茄、香菇、木耳等。

吃些补益类的食物

吃些补益类的食物，有利于癌症患者化疗后体质的恢复，还能补充元气。有助于补血补气的食物有红枣、猪血、山药、土豆、香菇等。

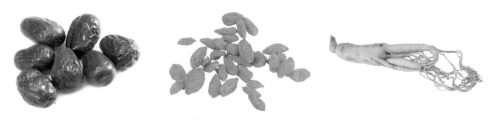

红枣、枸杞子、人参等补血、补气效果不错，适宜癌症患者化疗后食用。

家常炒山药

材料　山药 250 克，水发木耳 50 克，胡萝卜 100 克。

调料　白糖、醋各 5 克，葱花、姜丝各 5 克，香菜段 15 克，盐 2 克，香油适量。

做法

1 山药洗净，去皮，切菱形片；胡萝卜洗净，切片；水发木耳撕小朵。

2 将山药片放入凉水锅中，煮至微变透明时捞起，控干。

3 锅内倒油烧热，爆香葱花、姜丝，放入胡萝卜片、木耳煸炒，下山药片，调入盐、醋、白糖炒匀。

4 撒入香菜段，淋香油，装盘即可。

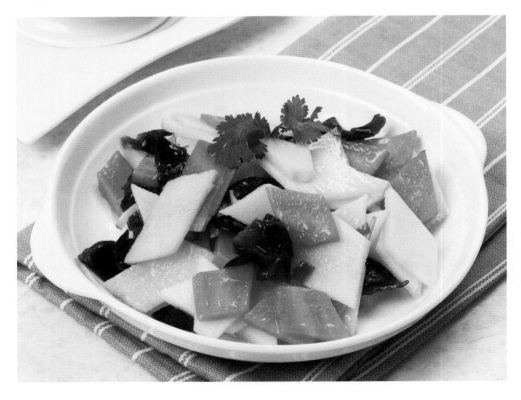

草菇炒番茄

材料 番茄 200 克，草菇 150 克，柿子椒 50 克。

调料 料酒、酱油、白糖各 10 克，水淀粉 5 克，盐、醋各 2 克。

做法

1 番茄洗净，切块；草菇洗净，对半切开；柿子椒洗净，去蒂除子，切片。

2 将草菇在沸水中焯熟。

3 锅内倒油烧热，放入草菇、料酒、酱油翻炒，放番茄块、柿子椒片翻炒至熟，加白糖、盐、醋调味，用水淀粉勾芡即可。

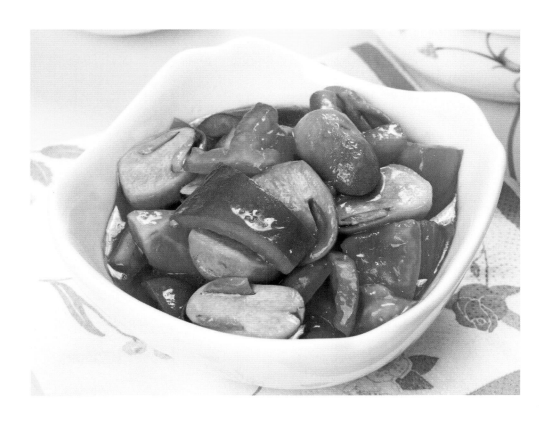

放疗期间 促食开胃

放疗往往会损伤人体的津液，患者常伴有口干咽燥、咳嗽少痰等症状。

多食滋味清淡的食物

颈部或胸部癌症患者放疗后如果出现口干咽燥、味觉丧失等症状，是因为放射线损伤了唾液腺及黏膜引起的，这时应多食滋味清淡的食物，如粥、汤等。

吃些易消化、少油腻的食物

如果患者出现恶心、呕吐、腹泻等情况，这是放射治疗引起肠道反应。吃些易消化、少油腻的食物，如皮蛋瘦肉粥、绿豆冬瓜汤、银耳莲子羹、酸奶等，可以保护肠胃，促进营养吸收。

多饮水、多排尿

如果是膀胱癌、前列腺癌、宫颈癌等盆腔部位的放射性治疗，患者可以多饮水、多排尿，不要憋尿。可以多喝些汤汁，如绿豆汤、荠菜汤、海带汤等。

皮蛋瘦肉粥

材料　大米 100 克，猪瘦肉 50 克，皮蛋（松花蛋）1 个。

调料　葱末 10 克，料酒 5 克，盐 2 克，胡椒粉少许。

做法

1 大米淘洗干净，浸泡 30 分钟；皮蛋去壳，切丁；猪瘦肉洗净，放入水中煮开，加料酒煮熟，切丁。

2 锅置火上，倒水烧沸，下入大米煮沸，转小火煮成粥，加入盐、皮蛋丁、肉丁搅匀烧沸。

3 食用时撒上胡椒粉、葱末即可。

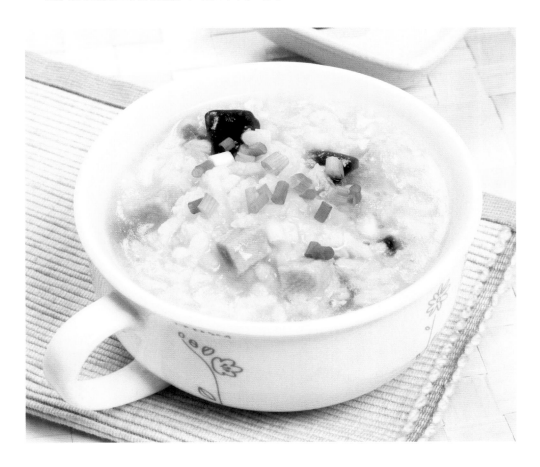

雪梨汁

材料 雪梨 300 克。

做法

1 雪梨洗净，去皮除核，切小丁。

2 将雪梨丁放入榨汁机，加入适量饮用水，搅打均匀即可。

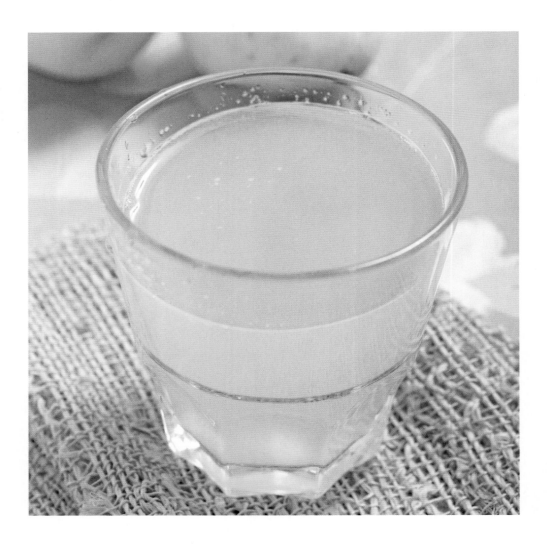

手术前 储备营养做准备

　　手术对癌症患者的身体有一定损伤，术前维持患者良好的营养储备很重要，可确保患者平稳度过手术期。因此，手术前必须加强营养。

补充优质蛋白质

　　癌症患者手术前及时补充鱼类、畜禽肉、蛋类、大豆及其制品等富含优质蛋白质的食物，可以为身体提供热量和营养，增强身体的免疫力。

适量摄入碳水化合物

　　碳水化合物是机体重要构成成分，当供应充足时，机体就不需动用蛋白质来供能，这样就节约了蛋白质用以修复受损细胞。适合癌症患者手术前食用的富含碳水化合物的食物有谷类、豆类、薯类等。

红薯饼

材料　红薯 500 克，面粉 100 克。

调料　白糖 10 克。

做法

1 红薯洗净，去皮，切片，放沸水锅中大火蒸 20 分钟至熟，取出趁热用汤匙压成泥，放入面粉、白糖、适量清水，充分揉匀。

2 取适量薯泥用双手先搓成球形，再用双掌拍打成饼状。

3 不粘锅置火上，倒油烧至八成热，放入红薯饼用中火烙 8 分钟，熄火后装盘即可。

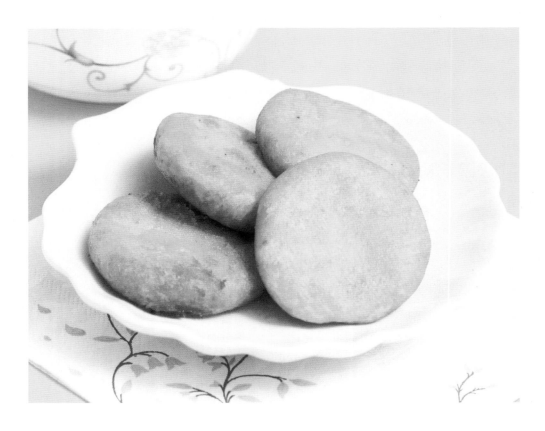

手术后 营养合理利恢复

手术后，癌症患者身体虚弱，应该及时补充营养，以补充手术造成的身体消耗和组织修复所需的营养。

应补充易消化的高热量食物

手术后，癌症患者的消化吸收能力较弱，要根据患者的手术部位和病情安排膳食。膳食一般多从流食开始，逐渐改为半流食、软饭，并要少食多餐。宜选择蛋类、奶类、豆制品等。

及时补充维生素

维生素可以维持身体生长和正常的生命活动，手术后，患者需要及时补充维生素，促进伤口愈合，增强免疫力。宜选择谷类、动物肝脏、奶类、蛋黄、蔬果、鱼类等。

滑蛋牛肉粥

材料 牛里脊肉50克，大米100克，鸡蛋1个。

调料 姜末、葱末、香菜末各5克，盐2克。

做法

1 牛里脊肉洗净，切丝，加盐腌30分钟，放入水中，焯去血沫；大米淘洗干净，用水浸泡30分钟。

2 锅置火上，加适量清水煮开，放入大米煮至将熟，将牛里脊肉丝下锅中两三分钟，将鸡蛋打入锅中搅拌，粥熟后加剩余的盐、葱末、姜末、香菜末即可。

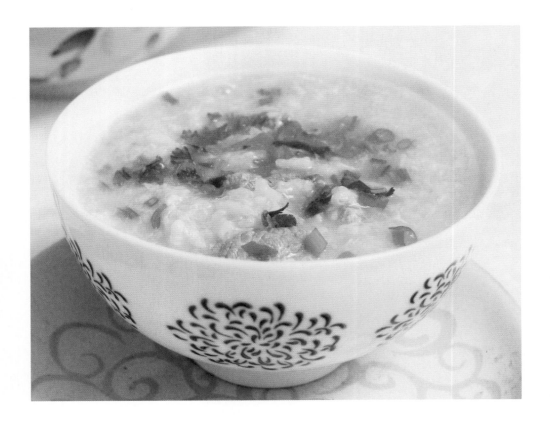

PART 7

癌症患者的
对症食疗方

放、化疗后的饮食

菊花陈皮茶

材料　菊花（干品）、金盏花（干品）各3朵，陈皮4克。

调料　冰糖适量。

做法

1 菊花、金盏花、陈皮用沸水迅速冲洗一下。

2 再放入杯中，倒入沸水，加冰糖，盖盖闷泡5分钟后即可饮用。

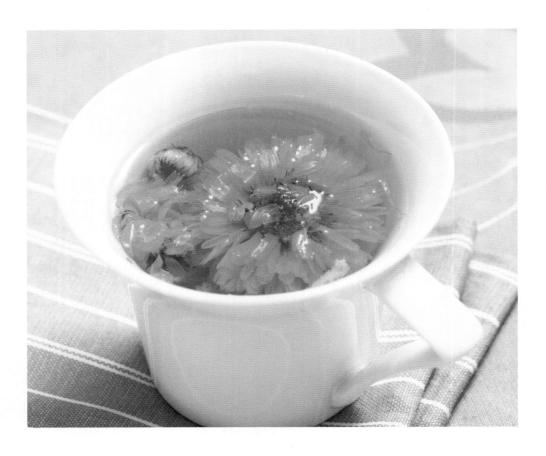

海米拌黄瓜

材料　黄瓜 300 克，海米 20 克。

调料　葱末、姜末各 5 克，盐 1 克。

做法

1 黄瓜洗净，切长条。

2 海米用清水冲洗，放入温水中泡软。

3 锅置火上，放油烧至六成热，下葱末、姜末炒香，加入海米略炒后，浇在加盐的黄瓜条上即可。

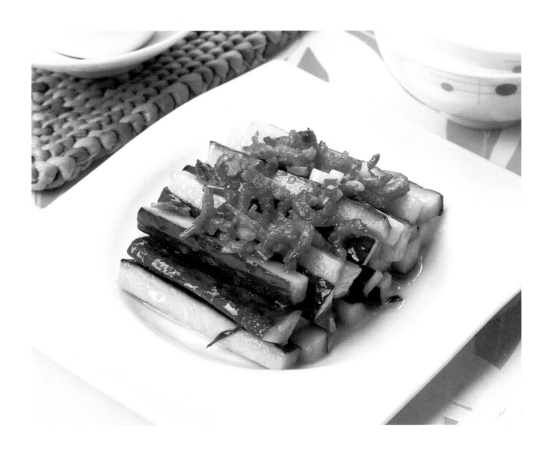

马齿苋炒鸡蛋

材料　鲜马齿苋 100 克，鸡蛋 2 个。

调料　盐 2 克，料酒 5 克。

做法

1 马齿苋择洗干净，切段；取鸡蛋清打散，加入马齿苋段调匀，加入盐、料酒调味。

2 锅置火上，放油烧热，将调好的马齿苋倒入锅内，快速翻炒至熟即可。

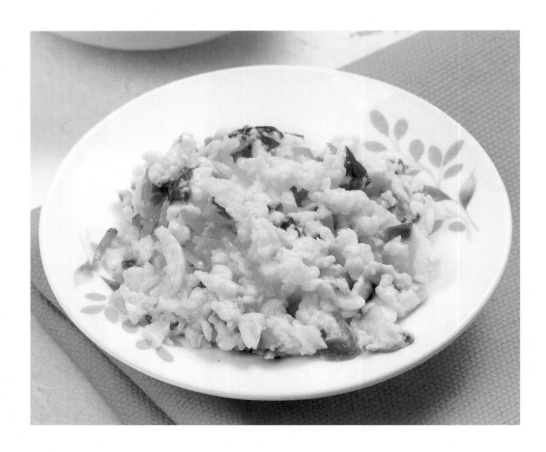

放、化疗后干燥综合征

芹菜香菇粥

材料 大米 100 克，芹菜 50 克，水发香菇 5 朵，枸杞子 5 克。

调料 盐 2 克。

做法

1 芹菜洗净，切丁；水发香菇洗净，去蒂，切丁；大米淘洗干净，浸泡 30 分钟；枸杞子洗净。

2 锅内倒水烧开，倒入大米煮熟。

3 另取锅置火上，倒油烧至六成热，倒入芹菜丁、香菇丁翻炒，待出香味时，和枸杞子一起加入大米粥中煮熟，最后放盐调味即可。

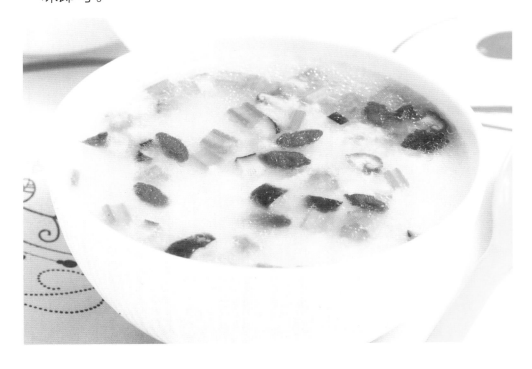

红烧冬瓜

材料　冬瓜 300 克，猪瘦肉、鲜香菇、柿子椒、彩椒各 20 克。

调料　葱花 5 克，酱油、蚝油各 2 克。

做法

1　冬瓜去皮及瓤，洗净，切块；猪瘦肉洗净，切末。

2　香菇洗净，去蒂，切粒；柿子椒、彩椒洗净，去蒂除子，切粒。

3　锅内倒油烧热，下肉末炒至变色，放入冬瓜块煎香，放香菇粒、柿子椒粒、彩椒粒炒香，加适量清水没过冬瓜，加酱油烧开，待汤汁快收干，加蚝油搅匀，撒葱花即可。

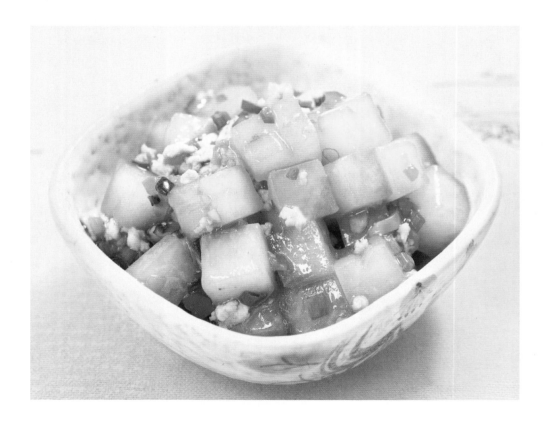

消化功能欠佳

甜藕粥

材料　莲藕 100 克，糯米 50 克。

调料　冰糖 5 克。

做法

1 糯米淘洗干净，用水浸泡 4 小时；莲藕洗净，去节，切段，放入榨汁机中榨汁，去渣留汁。

2 锅置火上，倒入藕汁和适量清水烧开，放糯米大火煮沸后转小火熬煮成粥，加入冰糖调味即可。

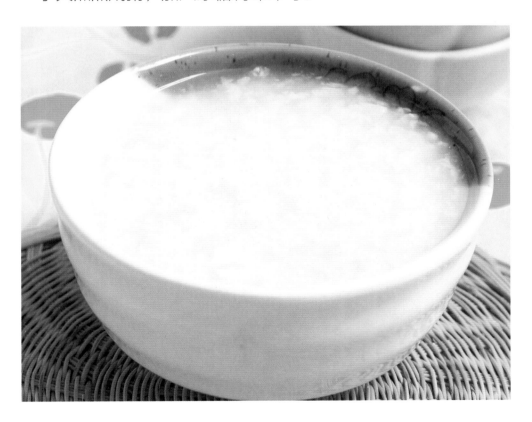

香菇笋片汤

材料　竹笋 200 克，干香菇 5 朵，油菜心 50 克。

调料　盐 2 克，香油适量。

做法

1 干香菇泡发，去蒂，洗净后一切四瓣；竹笋去壳，洗净，切片；油菜心洗净。

2 将香菇、笋片放入锅中，加适量清水烧开，出锅前加入油菜心稍煮，放入盐调味，淋入香油即可。

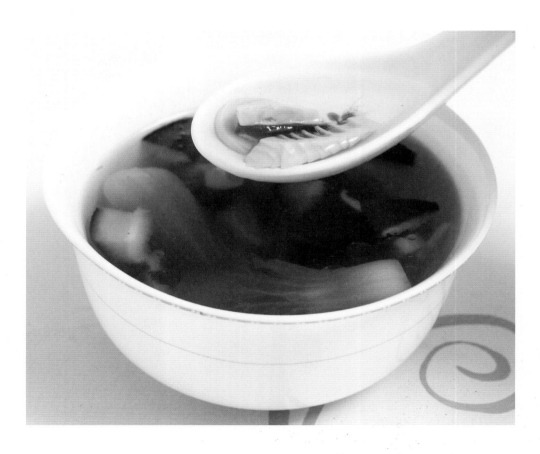

咳嗽

百合粥

材料　糯米 50 克，莲子 50 克，干百合 10 克，大米 40 克。

调料　白糖 5 克。

做法

1 糯米淘洗干净，用水浸泡 4 小时；大米淘洗干净，浸泡 30 分钟；干百合洗净，泡软；莲子洗净，去心。

2 锅置火上，倒清水烧开，放糯米、大米煮沸，加入莲子继续熬煮 30 分钟，放百合再煮约 10 分钟，加白糖调味即可。

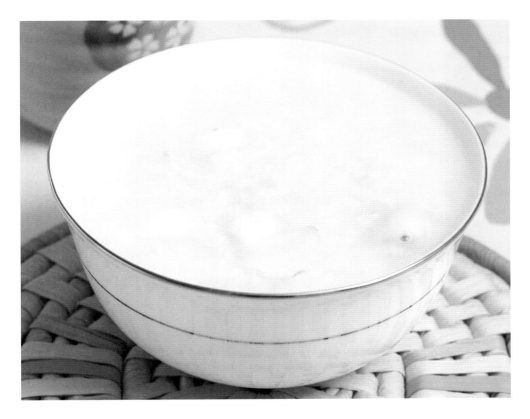

莲藕排骨汤

材料 猪排骨 300 克，莲藕 200 克。

调料 盐 3 克，葱段、姜片、料酒、胡椒粉各适量。

做法

1 猪排骨洗净，剁块；莲藕去皮，洗净，切块。

2 锅内加水，放入猪排骨块，加葱段、料酒及部分姜片煮沸，焯去血水，捞出。

3 煲锅置火上，倒入适量清水，放入排骨块、藕块及剩余姜片煮沸，转小火煲约 1.5 小时，加盐、胡椒粉调味即可。

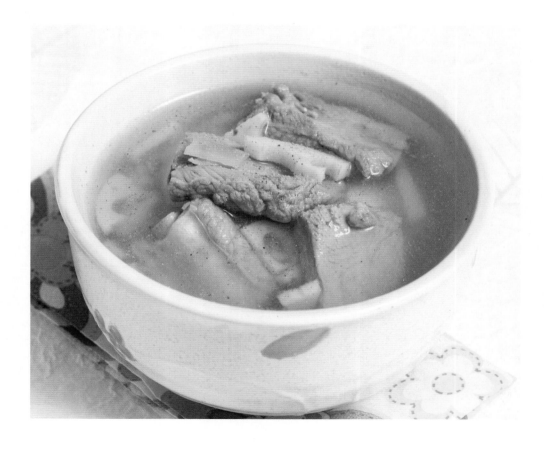

水肿

百合莲子红豆粥

材料　糯米、红豆各 70 克，去心莲子 50 克，泡发百合 15 克。

调料　白糖 5 克。

做法

1 糯米淘洗干净，用水浸泡 4 小时；红豆洗净，用水浸泡 4 小时；莲子洗净。

2 锅置火上，加适量清水煮沸，放红豆煮至六成熟，再把糯米、莲子放锅中煮沸，转小火熬 40 分钟，放入百合煮至米烂粥稠，加入白糖调味即可。

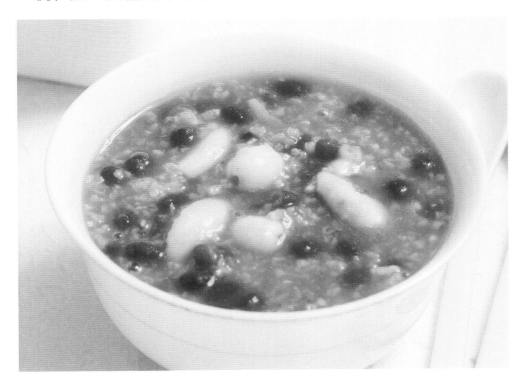

鸡蓉冬瓜羹

材料 冬瓜 200 克，鸡胸肉 50 克，熟火腿 20 克。

调料 盐 2 克，料酒、高汤、葱丝、姜丝、香油各适量。

做法

1 冬瓜去皮及瓤，洗净，切细丝；鸡胸肉洗净，剁成泥，加盐搅拌均匀即成鸡蓉；熟火腿剁末。

2 汤锅加油烧热，爆香葱丝、姜丝后捞出不用，放入冬瓜丝，加料酒翻炒，加入高汤大火煮至冬瓜熟透。

3 转小火，将鸡蓉徐徐倒入，边倒边搅拌，鸡蓉倒完即停火，盛入汤碗后，撒火腿末和盐，淋上香油即可。

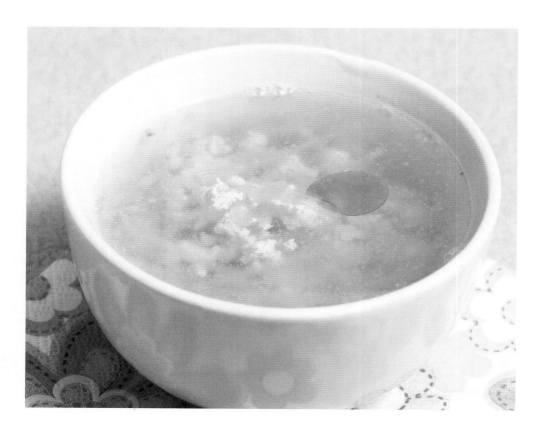

PART 8

预防高发癌症
就要这样吃

胃癌 清淡少盐，细嚼慢咽

数据显示，中国胃癌新发病例约占全世界的一半，说明我国胃癌的发病率非常高。研究认为，胃癌的发生与嗜烟酒及高盐饮食、食用腌制食物等生活饮食习惯有密切关系。

胃癌这样调养更健康

1. 多吃新鲜蔬果，尤其是黄绿色蔬果，如菠菜、芹菜、油菜、胡萝卜、猕猴桃、芒果、橘子等。

2. 饮食宜清淡少盐，忌干硬、发霉和腌制的食物。

3. 多吃富含抗氧化成分的蔬果，如胡萝卜、绿色蔬菜、红薯、南瓜等。

4. 出血者可适当多食藕、菜花、乌梅、红豆、扁豆等食物。

小米红豆粥

材料　红豆、小米各 50 克，大米 30 克。

做法

1　红豆洗净，用清水泡 4 小时，再蒸 1 小时至红豆酥烂；小米、大米分别淘洗干净，大米用水浸泡 30 分钟。

2　锅置火上，倒入适量清水大火烧开，加小米和大米煮沸，转小火熬煮 25 分钟成稠粥。

3　将酥烂的红豆倒入稠粥中煮沸，搅拌均匀即可。

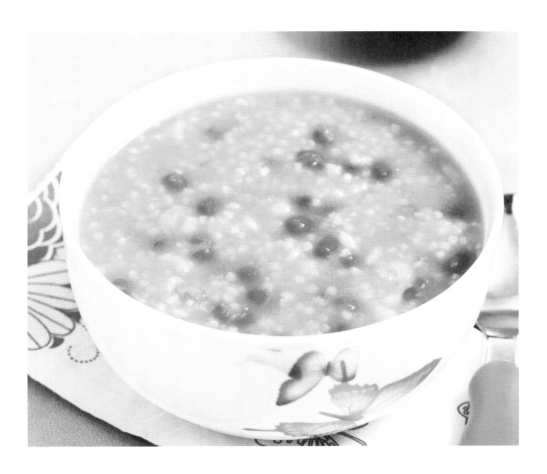

肝癌 补气养血，清淡爽口

根据 2020 年我国统计数据，肝癌在癌症死亡率排名中高居第二位。研究发现，病毒性肝炎、黄曲霉毒素、长期饮用被污染的水、酗酒、吸烟、工作压力大等是肝癌的主要发病诱因。

中医认为，肝癌多是因肝气不畅、气血瘀滞、湿郁化热等形成热毒积块所致。

肝癌这样调养更健康

1. 注意多食疏肝理气的食物，如枸杞子、陈皮、佛手、菊花、茼蒿等，多食五谷类、蔬果类食物。

2. 对于食积不消者，可用白萝卜、山楂、麦芽等煎水服用。

3. 伴有腹水时，应该坚持无盐饮食，控制进水量。多食利水的食物，如玉米须、冬瓜皮、葫芦、红豆、薏米、鲫鱼等。

4. 忌烟酒、霉变的食物。

南瓜薏米饭

材料 薏米 40 克，南瓜 200 克，大米 50 克。

做法

1 南瓜洗净，去皮、去瓤，切丁；薏米淘洗干净，浸泡 3 小时；大米淘洗干净，浸泡半小时。

2 将大米、薏米、南瓜丁和适量清水放入电饭锅中，按下"煮饭"键，煮至电饭锅提示米饭煮好即可。

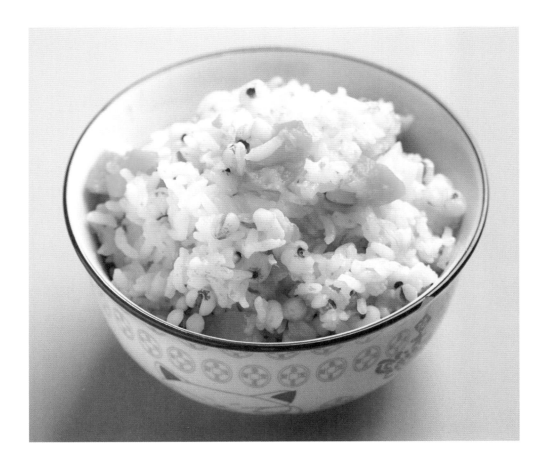

肺癌 努力预防营养不良

2020 年中国肺癌死亡人数占癌症死亡总数的 23.8%，在癌症死亡率排名中高居第一位。

肺癌这样调养更健康

1. 肺癌患者经过手术、放疗后，肺功能减弱，常会感到呼吸困难，出现干咳、咳泡沫痰或者痰中带血等症状，应多食化痰止咳的食物，如梨、莲子、百合、白萝卜、丝瓜等。

2. 放疗后，肺癌患者津液大伤，还应该多吃清热润肺、生津止渴的食物，如藕、百合、银耳、莲子、茼蒿、冬瓜、鱼腥草、梨等食物。

3. 多食富含维生素 C 的食物，如南瓜、柿子椒、猕猴桃、番茄、鲜枣等，保持大便通畅，并防止感冒。

4. 注意戒烟酒、辛辣食物，少食高脂肪、高蛋白食物。

胡萝卜雪梨炖瘦肉

材料 猪瘦肉 150 克，雪梨 2 个，胡萝卜 1 根。

调料 姜片 5 克，盐 2 克。

做法

1 猪瘦肉洗净，切小块；雪梨洗净，去皮除核，切小块；胡萝卜洗净，切片。

2 锅中加入冷水，放入瘦肉块、雪梨块、胡萝卜片、姜片，大火烧开，转小火慢炖 30 分钟，加盐调味即可。

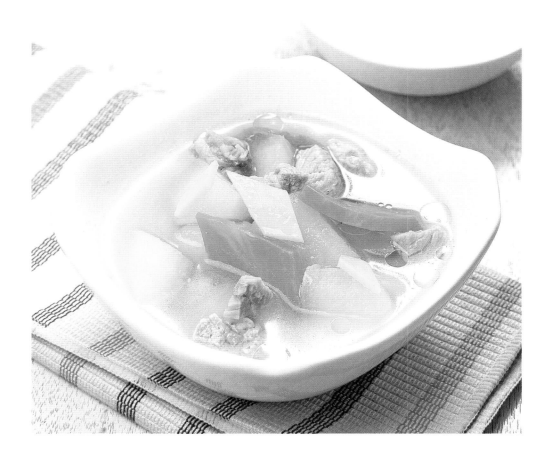

大肠癌 避免高脂饮食

在我国，尤其是城市地区，大肠癌的发病率有所上升，且大城市发病率高于小城镇和农村。多因不良饮食习惯如高脂、低膳食纤维饮食，且缺乏运动，导致肠道蠕动缓慢、致癌物堆积，而诱发大肠癌。

大肠癌这样调养更健康

1. 可多食抗癌、调节免疫力的食物，如薏米、玉米、红薯、芦笋、胡萝卜、番茄、扁豆、菜花、圆白菜、洋葱、香菇、刀豆、木耳、大蒜、无花果、海参等。

2. 伴有便秘者，宜多饮水和食用润肠通便的食物，如叶类蔬菜、猕猴桃、柚子、蜂蜜、红薯、芝麻、核桃、杏仁等。

3. 可以适量吃些减轻化疗不良反应的食物，如绿豆、红豆、薏米、丝瓜、香菇、苹果、猕猴桃等。

4. 忌食辛辣助燥热的食物，如花椒、胡椒、桂皮等。

5. 忌烟酒及腌渍、油炸食物等。

翠丝同心圆

材料 洋葱 200 克，柿子椒、彩椒各 30 克。

调料 盐 2 克。

做法

1 洋葱洗净，切圈状；柿子椒、彩椒分别洗净，去蒂除子，切丝。

2 锅置火上，放油烧至五成热，放入柿子椒丝、彩椒丝，翻炒片刻放入洋葱圈、盐炒匀，待洋葱稍微变色即可。

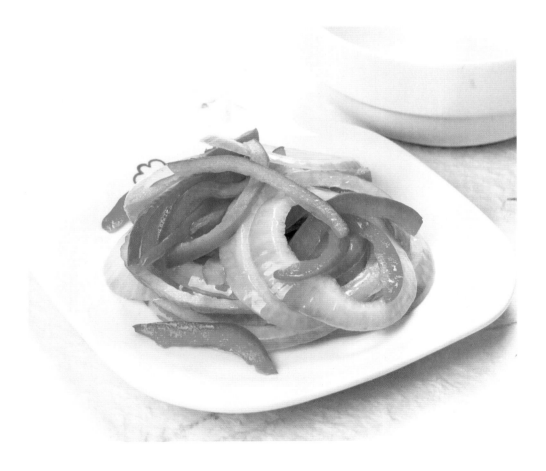

宫颈癌 补益气血，生精益肾

宫颈癌是一种妇科癌症。据国际癌症研究机构调查发现，宫颈癌已经成为危害女性生命的主要癌症之一。

宫颈癌这样调养更健康

1. 吃有调节免疫功能作用的食物，有助于抑制宫颈癌发生，如山药、海参、牡蛎、木瓜等。

2. 如果患者有出血倾向，可以吃些具有凝血功能的食物，如芥菜、木耳、香菇、蘑菇、藕粉、海参、蚕豆等。

3. 下肢有水肿的患者，可以吃些利尿祛湿的食物，如红豆、玉米须、鸭肉、泥鳅、鲫鱼等。

木瓜排骨粥

材料　排骨、木瓜各 200 克，大米、香米各 50 克。

调料　姜片、料酒各 10 克，盐 2 克。

做法

1 木瓜洗净，去皮除子，切小块；排骨洗净，切块，焯烫；大米和香米分别淘洗干净。

2 锅置火上，放排骨块、姜片、料酒和清水，大火煮 30 分钟，加大米和香米，熬煮至粥九成熟时加木瓜块，小火煮 10 分钟，加盐调味即可。

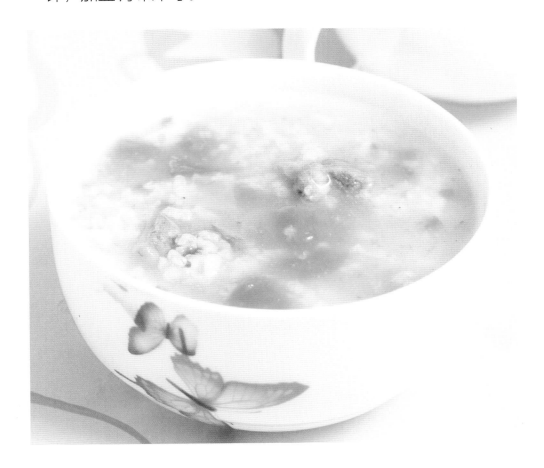

乳腺癌 适量补充维生素 D 和硒

2018 年国际癌症研究机构调查数据显示，乳腺癌在全球女性癌症中的发病率为 24.2%，居女性癌症首位。乳腺癌俨然成为城市女性最致命的"健康杀手"，这与城市女性工作压力大、生活不规律、晚婚晚育、内分泌失调、缺乏锻炼等有密切的关系。

乳腺癌这样调养更健康

1. 吃些调节机体免疫力的食物，如香菇、芦笋、猕猴桃、海藻、南瓜等。

2. 适量补充含维生素 D 的食物，如海鱼、香菇等，并多晒晒太阳。

3. 补充富含硒的食物，如鱼类、贝类、大蒜、土豆、洋葱、牛肉、南瓜等。

4. 忌烟酒及霉变、油炸、辛辣刺激性食物。

香菇滑鸡粥

材料 大米、鸡胸肉各 100 克，鲜香菇 80 克，生菜 20 克，蛋清 50 克。

调料 盐 2 克，香油、料酒、淀粉各 5 克。

做法

1 大米淘洗干净，放入高压锅中，加适量水，大火烧开，加盖转小火煮 20 分钟，再焖 5 分钟。

2 鸡胸肉洗净，切丝；香菇洗净，去蒂，切片；生菜洗净，切丝。

3 将鸡丝加蛋清、淀粉、料酒抓匀，腌渍 10 分钟。

4 将香菇片、鸡丝放入粥内滑散，煮 3 分钟，放生菜丝，再加盐、香油调味即可。

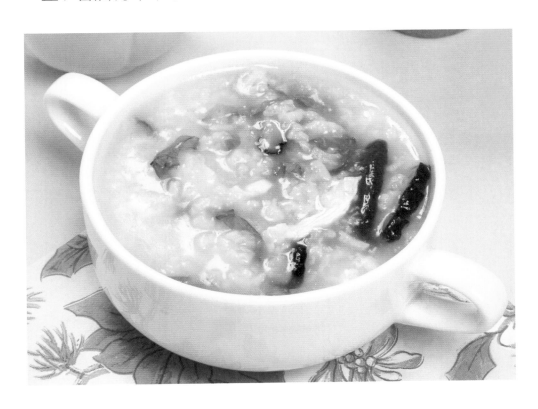

卵巢癌 低脂肪，多补钙

卵巢癌是女性生殖系统癌症之一。卵巢癌早期无症状，且癌细胞扩散迅速，患者发现时 70% 为晚期，其死亡率居妇科癌症之首。该病的发生与物理、化学、生物等致癌因子、内分泌、遗传、精神、饮食结构都有密切的关系。

卵巢癌这样调养更健康

1. 宜清淡饮食，减少动物脂肪的摄入。

2. 多食用富含膳食纤维的食物，如黄豆、芹菜、苹果、香菇、海带、木耳等。

3. 忌食烟熏、霉变、含有亚硝酸盐的食物。

4. 少吃油炸、辛辣、腌制的食物，如炸鸡腿、辣椒、泡菜等。

5. 忌烟酒，不暴饮暴食。

香菇胡萝卜面

材料　面条 100 克，鲜香菇、胡萝卜各 20 克，菜心 80 克。

调料　蒜片 10 克，盐 2 克。

做法

1　菜心洗净，切段；胡萝卜洗净，切片；香菇洗净，去蒂，切片。

2　锅内倒油烧热，爆香蒜片，放胡萝卜片、香菇片略炒，加水烧开。

3　将面条下入锅中煮熟，再放入菜心段煮熟，加盐调味即可。

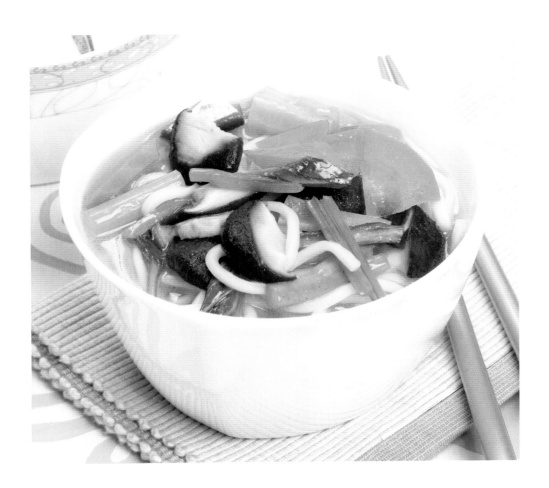

鼻咽癌 多吃养肺润肺的食物

鼻咽癌是主要发生在鼻咽部的癌症，是我国常见的一种癌症。我国和东南亚地区国家比较多见，我国的广东、广西、福建、湖南、江西等地发病率较高，特别是广东的中西部。

鼻咽癌这样调养更健康

1. 对于因放疗造成津液大量损失，导致皮肤干燥、口鼻干、内热明显的患者，可以多吃些清润的食物，如白萝卜、冬瓜、香蕉、西瓜、猕猴桃、甘蔗等。

2. 由于本病患者味觉和嗅觉减退，尽量吃些色、香、味俱全的食物，可以缓解放疗的不良反应。

3. 多食养肺润肺的食物，如梨、银耳、白萝卜、山药、芝麻、百合、鸭肉等。

4. 忌食辛辣刺激性的食物，如辣椒、咖喱等，还要忌烟酒。

银耳红枣炖雪梨

材料 雪梨 1～2个，干银耳 10 克，红枣 6 枚。

调料 冰糖适量。

做法

1 雪梨去皮除核，切片；银耳泡发，洗净，撕小朵；红枣洗净。

2 锅中倒水煮开，放入银耳、红枣小火煮约 20 分钟，再放入雪梨片煮 5 分钟，加入冰糖煮化即可。

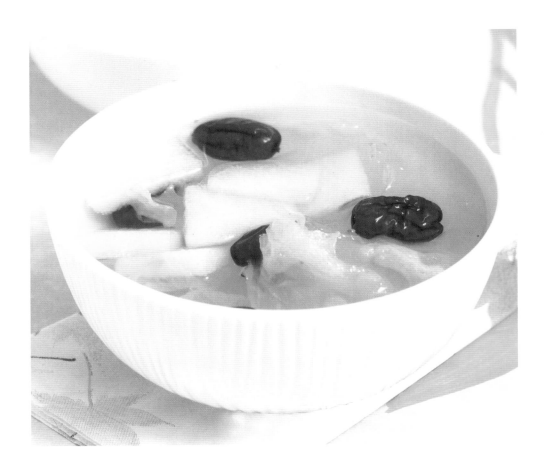

白血病 多吃富含铁的食物

白血病是造血系统的恶性疾病，主要表现为贫血、出血、感染发热、肝脾肿大和骨骼痛或关节疼痛等。

白血病这样调养更健康

1. 多吃富含铁的食物，如动物血、动物肝脏、瘦肉、芝麻、木耳等。

2. 多吃富含维生素 C 的食物，如南瓜、菠菜、苦瓜、大白菜、橙子、芒果等。

3. 戒烟酒，不吃或尽量少吃熏、烤、炸的食物。

菠菜炒猪肝

材料　猪肝 100 克，菠菜 250 克。

调料　盐、蒜末、姜丝、葱花、料酒、酱油、水淀粉各适量。

做法

1　猪肝切片，用凉水冲洗干净；菠菜洗净，焯水，切小段，沥干。

2　锅置火上，倒入适量清水烧开，将猪肝片焯烫至八成熟后，捞出沥干备用。

3　炒锅置火上，倒油烧热，爆香蒜末、姜丝、葱花，倒入菠菜段略炒。

4　加入猪肝片，倒少许料酒、酱油，调入盐、水淀粉略炒即可。

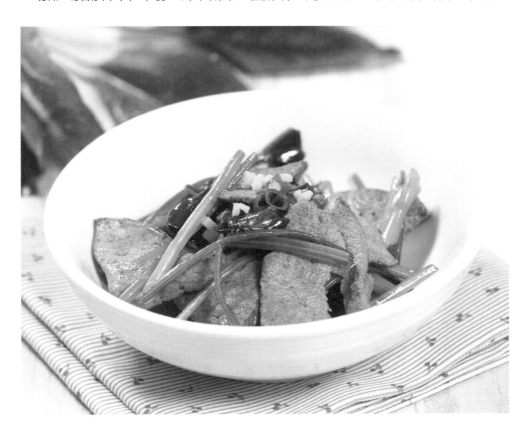

膀胱癌 多吃利尿、清热的食物

膀胱癌是泌尿系统常见癌症，发病原因可能与职业、化学物质、药物、烟酒、长期受慢性刺激等因素有关。

膀胱癌这样调养更健康

1. 多吃新鲜蔬果及其他有助于抗癌的食物，如海藻、洋葱、大蒜、蘑菇、芦笋等。

2. 多吃清热利尿的食物，如红豆、藕、芥菜、冬瓜、苦瓜、绿豆、香蕉、莲子等。

3. 喝些清热止血的蔬果汁，如藕汁、丝瓜汁等。

4. 忌烟酒，少食辛辣助热的食物。

肉炒芦笋

材料 芦笋 200 克，猪里脊肉 100 克。

调料 葱末、姜末、酱油各 5 克，盐 2 克，淀粉适量。

做法

1 芦笋洗净，去老根、去皮，切段，焯熟，捞出。

2 猪里脊肉洗净，切片，用盐、酱油和淀粉腌渍，入锅滑至变色，盛出。

3 锅内倒油烧热，爆香葱末、姜末，下芦笋段煸炒，加酱油、盐，倒入肉片翻炒均匀即可。

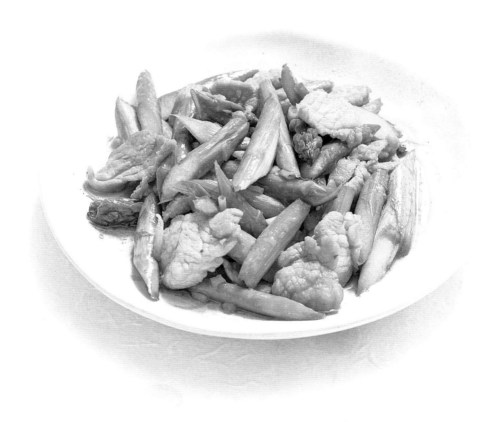

喉癌 康复靠食疗

喉癌男性的发病率比女性高 3 倍。现代研究发现，本病与经常食用高温食物、喝高度酒、咀嚼槟榔等因素有密切的关系。

喉癌这样调养更健康

1. 多食新鲜的蔬果，尤其是富含维生素 C 的蔬果，如苦瓜、豆芽、柑橘、柚子、鲜枣、草莓、猕猴桃等。

2. 喉癌放疗后要注意喉部的保护，避免吃过烫的食物，以免损伤黏膜。

3. 患者会因为放疗导致津液损伤，出现唾液分泌减少，可多食多汁食物，如西瓜、蒸蛋、青菜汤、小米粥等。

4. 忌食辛辣刺激性食物，避免坚硬、粗糙食物，如烟酒、辣椒等。

5. 忌食油炸、腌制食物，忌食槟榔。

双耳炝苦瓜

材料　苦瓜 150 克，水发木耳、水发银耳各 100 克。

调料　盐 2 克。

做法

1 银耳和木耳洗净，撕小朵，入沸水中焯透，捞出；苦瓜洗净，去蒂除子，切片，焯烫后过凉。

2 取盘，放入木耳、银耳和苦瓜片，加盐拌匀。

3 炒锅置火上，倒入适量植物油，待油烧至七成热，关火，将油淋在装好盘的食材上，拌匀即可。

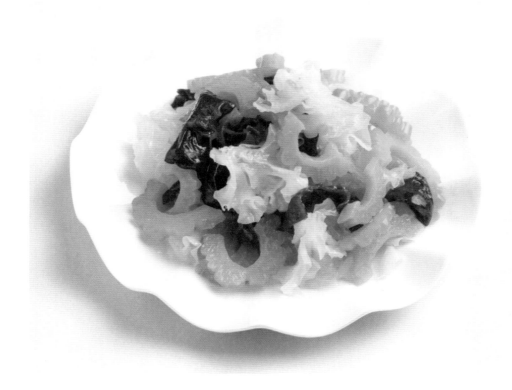

肾癌 多吃补肾的食物

肾癌在欧美国家的发病率明显高于亚洲国家，此病常见于 40 岁以后，发病高峰年龄为 50～70 岁。

肾癌这样调养更健康

1. 多吃清热利尿的食物，如冬瓜、黄瓜、番茄、豆芽、芹菜、海带、鲫鱼、绿豆等。

2. 多吃能抗肾癌的食物，如黑米、黄瓜、荸荠、木瓜、柚子、无花果、枸杞子、猪肾、羊肉、海蜇、海参等。

3. 多吃有增强体质、调节机体免疫力作用的食物，如莲子、芡实、核桃、苹果、猕猴桃、芝麻、虾仁等。

4. 控制高蛋白、高嘌呤食物的摄入，如动物内脏、酒类、浓肉汤等。

冬瓜虾仁汤

材料 冬瓜 300 克，虾仁 50 克。

调料 盐 2 克，香油适量。

做法

1 冬瓜去皮及瓤，洗净，切小块；虾仁洗净。

2 锅置火上，加适量水大火煮沸，放入冬瓜块，煮沸后转小火
煮至冬瓜熟烂，放入虾仁煮熟，加盐调味，淋入香油即可。

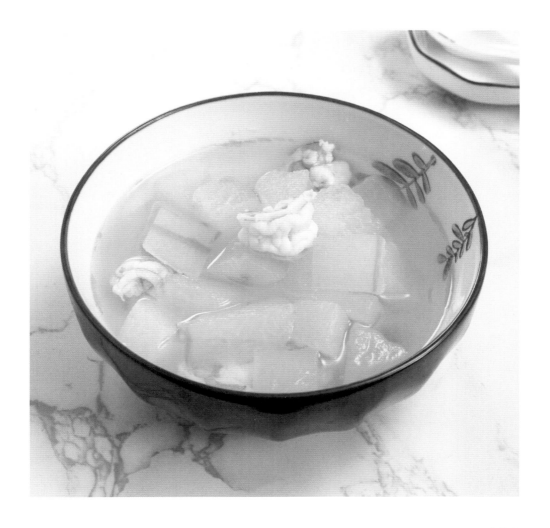

前列腺癌

多饮水、多排尿

前列腺癌是男性生殖系统中最为高发的癌症。我国此病的发病率不是很高，约 1/10 万。但是随着人们膳食结构的快速改变，此病在我国的发病率也在上升。

前列腺癌这样调养更健康

1. 多饮水、多排尿、不憋尿。多食海鱼、豆类、绿茶、藕、豆浆、玉米、番茄、南瓜等。研究证实，多食番茄对前列腺癌、膀胱癌等有积极的预防作用。

2. 小便不通，宜多食鲤鱼、芹菜、莴笋、冬瓜、海带等。

3. 忌食辛辣刺激性食物，如鹿茸、辣椒、肉桂等；忌烟酒和油炸、烧烤食物。

玉米粥

材料　大米 100 克，嫩玉米粒 50 克。

做法

1 大米淘洗干净，加入嫩玉米粒拌匀，放入锅中加水浸泡 30 分钟，捞出。

2 锅置火上，倒入适量清水大火烧开，放入大米和嫩玉米粒煮沸，转小火继续熬煮至米粒软烂即可。

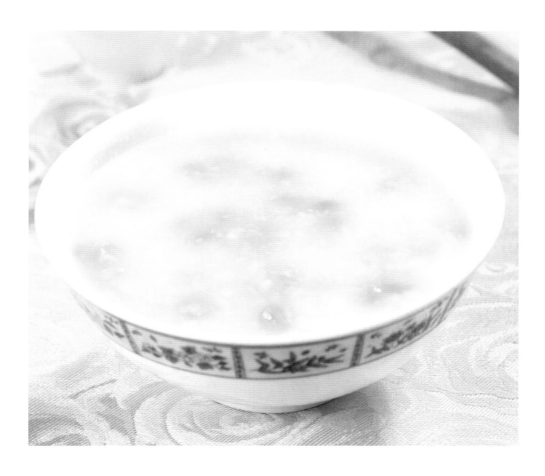

胰腺癌 多采用清蒸的方法

胰腺癌是消化系统癌中预后最不乐观的，被称为"癌症之王"，其发病率有明显的地区差异，发达国家发病率高。近年来，随着我国人民生活水平的不断提高，饮食结构偏向高蛋白、高脂肪、低纤维，所以胰腺癌的发病率也在逐渐增高。

胰腺癌这样调养更健康

1. 多采用清蒸、凉拌、清炖等以水为介质的烹调方法，忌用油炸、油煎、炭烤等烹调方法。

2. 适当食用瘦畜肉、鸭肉、鱼肉等食物，忌食肥甘厚腻食物。

3. 忌烟酒。

蓑衣黄瓜

材料　黄瓜 300 克，熟白芝麻 5 克。

调料　盐 2 克，醋 20 克，白糖 10 克，香油适量。

做法

1 黄瓜洗净，去头尾，从一端开始朝同一方向切斜刀至黄瓜横截面 2/3 的地方，每刀间隔 2 毫米但不切断，一直切到另一端；将黄瓜反转 180 度，再用同样的方法从一端斜切至另一端。

2 在蓑衣黄瓜中调入醋、白糖、盐、香油，放入冰箱腌渍 1 小时，取出，撒上熟白芝麻即可。

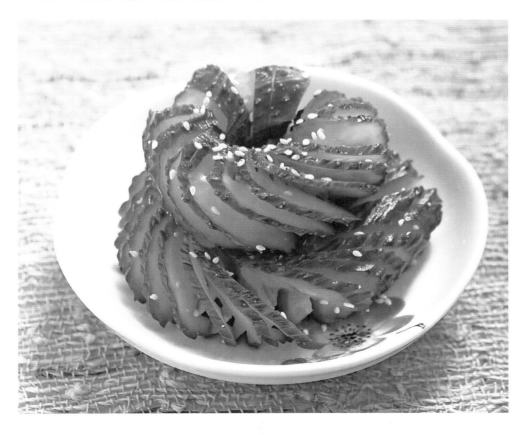

淋巴癌 多吃促进消化的流质食物

淋巴癌是血液系统疾病。从发病群体来看，青壮年发病率较高，但老年人和幼儿也有发病。淋巴癌发病可能与空气污染、食品污染、室内装修污染、病毒感染、细菌感染等有关。要预防淋巴癌，平时应注意饮食和生活细节，适当锻炼身体。

淋巴癌这样调养更健康

1. 患者放、化疗后，可能会出现食欲不振、恶心、呕吐、口腔疼痛、咽喉疼痛、口干舌燥等情况，进而影响进食，所以要给患者提供色、香、味、形俱全的食谱，这样才能吸引患者进食，以利于身体恢复。

2. 对于口腔及咽喉痛的患者，可以进食一些流食，如牛奶、燕麦粥等；对于腹胀患者，可以吃些顺气的中药，如佛手、陈皮等；对于口干舌燥患者，可以喝些乌梅汁、柠檬汁等饮料。

3. 忌饮咖啡、浓茶等兴奋性饮料，忌食辛辣、油腻、腌制等食物。

燕麦牛奶

材料 牛奶 250 克，燕麦片 50 克。

调料 白糖 5 克。

做法

1 燕麦片淘洗干净。

2 锅置火上，倒入适量清水大火烧开，加燕麦片煮熟，关火，加入牛奶拌匀，再调入白糖拌匀即可。

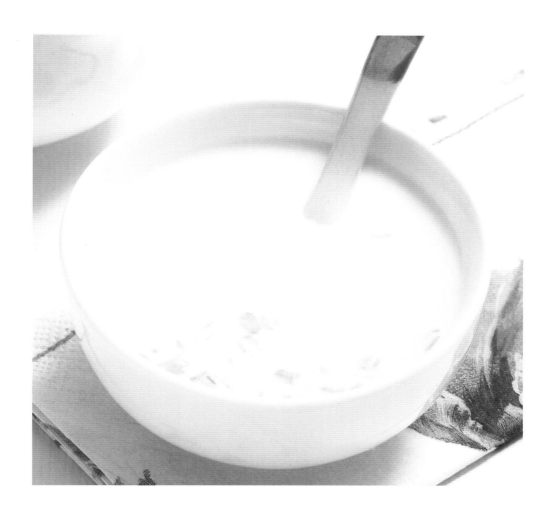

甲状腺癌

是否补碘要因人而异

甲状腺癌是一种常见的甲状腺恶性肿瘤，现代医学认为，它的发生与低碘饮食、碘过量、放射线照射、性激素及精神情绪等有一定的关系。

甲状腺癌这样调养更健康

1. 中医认为，海产品既可软坚散结，又富含碘，所以对于内陆地区的人，海产品是预防甲状腺癌最佳食物，如鱼类、海带、紫菜、海参、海蜇等。

2. 对于沿海地区的人，要吃无碘盐，且少食海带、紫菜等含碘丰富的海产品。

3. 常食具有防癌抗癌、调节免疫力、消肿散结作用的食物，如洋葱、香菇、芹菜、木耳、山楂、红枣、柑橘、猕猴桃等。

海带豆香粥

材料 大米 80 克，海带丝 50 克，
　　　 黄豆 40 克。

调料 葱末 5 克，盐 2 克。

做法

1 黄豆洗净，用水浸泡 6 小时；
　大米淘洗干净；海带丝洗净。

2 锅置火上，加入清水烧开，放
　入大米和黄豆，大火煮沸后转
　小火慢慢熬煮至七成熟，放入
　海带丝煮约 10 分钟，加盐调味，
　最后撒入葱末即可。

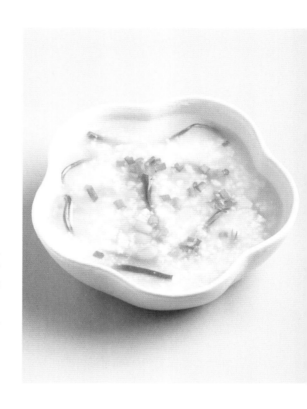

洋葱炒鸡蛋

材料 洋葱 300 克，鸡蛋 2 个。

调料 盐 2 克。

做法

1 洋葱去外皮和蒂，洗净，切
　块；鸡蛋打成蛋液。

2 炒锅置火上，倒油烧热，倒入
　鸡蛋液炒成块，盛出。

3 锅留底油烧热，放入洋葱块炒
　熟，倒入鸡蛋块翻炒均匀，调
　入盐即可。

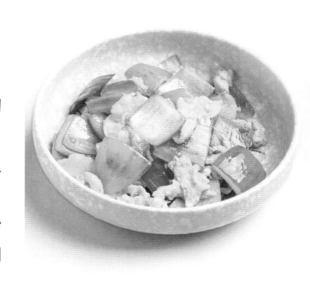

剩饭剩菜的不致癌吃法

最健康的吃法是现吃现做、吃多少做多少，避免剩饭剩菜，也杜绝浪费。剩饭剩菜存在很大的健康隐患。

营养流失：比如蔬菜里的维生素 C 越热越少，叶酸也很怕热，加热一遍就会损失一部分。

滋生致病菌：肉类和豆制品等高蛋白食物，虽然剩下后营养损失不大，但是很容易滋生细菌，易引发腹泻等疾病。

致癌：剩菜尤其是绿叶菜，隔夜后容易产生亚硝酸盐，这是一种致癌物。

我们不主张吃剩饭剩菜，但是日常生活中难免有饭菜做多的情况，那么怎么能让这偶尔吃一下的剩饭剩菜不那么糟糕呢？

绿叶菜一旦剩下，有价值的维生素会消失殆尽，还会产生致癌物亚硝酸盐。所以菠菜、油菜、茼蒿这类绿叶菜，做的时候一定要尽量少做，避免剩下。一旦剩下，如果在 12 小时之内吃不完就不宜再吃了。

黄瓜、番茄、洋葱、菜花、胡萝卜、冬瓜、茄子等瓜茄、根茎类蔬菜剩下后产生致癌物亚硝酸盐的量较少，但最好在第二次回锅时就吃完，反复加热也是不可取的。凉菜不论荤素最好别剩，因为不能加热杀菌，于健康不利。

剩下的主食相对来讲健康隐患较少。粗粮、豆类的矿物质和膳食纤维特别丰富，再加热一次也有营养价值。馒头、花卷及饼类可以放入冰箱冷冻室，一般能保存 1 周左右。